Anaesthesiology and Resuscitation
Anaesthesiologie und Wiederbelebung
Anesthésiologie et Réanimation

37

Editores

Prof. Dr. R. Frey, Mainz · Dr. F. Kern, St. Gallen
Prof. Dr. O. Mayrhofer, Wien

Anaesthesie und Kohlenhydratstoffwechsel

Herausgegeben von

V. Feurstein

Mit 33 Abbildungen

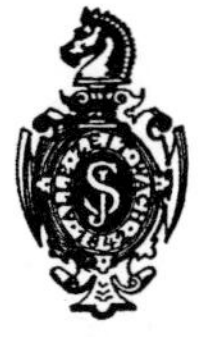

Springer-Verlag Berlin Heidelberg New York 1969

Univ.-Doz. Dr. V. Feurstein

Leiter der Anaesthesieabteilung
des Landeskrankenhauses Salzburg

ISBN-13: 978-3-540-04409-3 e-ISBN-13: 978-3-642-46151-4
DOI: 10.1007/978-3-642-46151-4

Titel-Nr. 7393

Vorwort

Die hier vorliegende Sammlung von Referaten, die als 1. Hauptthema auf der X. Gemeinsamen Tagung der Zentraleuropäischen Anaesthesiegesellschaften 1967 in Salzburg abgehandelt wurden, ist für den Anaesthesiologen von großer Bedeutung, weil sie sich vorwiegend mit der diabetischen Stoffwechselstörung im Hinblick auf operative Eingriffe befaßt. Gerade der Anaesthesist, der gleichsam als „klinischer Physiologe", mancherorts auf sich allein gestellt, internistischen Rat und fachliche Hilfe entbehren muß, ist dazu angehalten, Diabetiker für die operative Behandlung sachgemäß vorzubereiten, zumindest aber die Stoffwechsellage in der operativen und postoperativen Phase zu überwachen und zu lenken. Er übernimmt damit eine Verantwortung, die von ihm fundiertes Wissen, aber ebenso praktische Erfahrung verlangt. Seinen Blick für ein altes, doch heute wieder sehr modernes, keineswegs abgeschlossenes Kapitel der inneren Medizin zu schärfen, wertvolle Ratschläge für die Praxis zu geben, aber ebenso nahezulegen, ständige Verbindung mit dem Fachinternisten zu pflegen, soll das Anliegen dieses Bandes sein.

Daß die Anaesthesiologie in dieser Richtung keinesfalls müßige Wege geht, beweist schon die Tatsache, daß heute jeder siebente chirurgisch Kranke Diabetiker ist und daß nur ein Drittel dieser Patienten von seinem Leiden Kenntnis hat. Der ganze Fragenkomplex, der hier zur Diskussion steht, hat somit nicht nur therapeutische Aspekte, sondern ebenso diagnostische Bedeutung. Eine Erwartung allerdings vermag dieser Band nicht zu erfüllen, nämlich ein absolut gültiges Rezept für die klinische Behandlung zu geben. Dafür ist gerade auf dem Gebiet der Diabetesforschung, insbesondere im Bezug auf die primär genetische Form, noch zu viel ungeklärt und in Bewegung. So mag es nützlich angesehen werden, daß dem Therapeuten noch ein großer Spielraum bleibt, in dem er seiner Auffassung, seiner klinischen Erfahrung nach, ärztliche Kunst voll nutzen kann.

Salzburg, November 1968 V. Feurstein

Inhaltsverzeichnis

Vorsitz: Prof. Dr. G. Hossli
Beisitz: Prof. Dr. B. Haid

Verzeichnis der Referenten

APPIANI, L., Prof. Dott. Docente, Via A. Ressi 5, Mailand (Italien)

BERGMANN, H., Doz. Dr., Institut für Anaesthesiologie des Allgemeinen öffentlichen Krankenhauses der Stadt Linz/Donau, (Österreich)

BERINGER, A., Dr., I. Medizinische Universitätsklinik Wien (Österreich)

BONESSA, C., Dott., Ospedale Maggiore „Policlinico", Istituto di Ostetricia, Ginecologia e Pediatria „Regina Elena", Mailand (Italien)

BÖHMER, D., Dr., Anaesthesieabteilung der Orthopädischen Universitätsklinik Frankfurt a. M.

BRIEM, A., Dr., Abteilung für Anaesthesiologie der Landeskrankenanstalten, Salzburg (Österreich)

CREMONINI, L., Dott., Ospedale Maggiore „Policlinico", Istituto di Ostetricia, Ginecologia e Pediatria „Regina Elena", Mailand (Italien)

KAPFHAMMER, V., Dr., Anaesthesieabteilung des Städtischen Krankenhauses Kaiserslautern

LOEW, M., Dr., Innere Abteilung, Kreiskrankenhaus Tailfingen-Ebingen

MEHNERT, H., Prof. Dr., III. Medizinische Abteilung des Städtischen Krankenhauses München-Schwabing

PFEIFFER, E. F., Prof. Dr., Abteilung für Endokrinologie und Stoffwechsel des Zentrums für Innere Medizin der Universität Ulm

PFLÜGER, H., Prof. Dr., Anaesthesieabteilung am Krankenhaus Nordwest, Frankfurt a. M.

SIRONI, P. G., Dott., Ospedale Maggiore „Policlinico", Istituto di Ostetricia, Ginecologia e Pediatria „Regina Elena", Mailand (Italien)

THALHAMMER, O., Prof. Dr., Universitäts-Kinderklinik Wien (Österreich)

THOMAS, H., Dr., Institut für Anaesthesiologie der Universitätskliniken Freiburg i. Br.

WAWERSIK, J., Priv.-Doz. Dr., Abteilung für Anaesthesiologie an der Universitätsklinik Heidelberg

Aktuelle Vorstellungen über die Pathogenese des Diabetes mellitus

Von **E. F. Pfeiffer** *

Aus der Abteilung für Endokrinologie und Stoffwechsel (Prof. Dr. E. F. Pfeiffer) des Zentrums für Innere Medizin der Universität Ulm (Medizinisch-Naturwissenschaftliche Hochschule)

I. Einleitung

"What is the worst in medicine?
The destruction of a beautiful theory by just one simple fact."

Dieser, von einem amerikanischen Wissenschaftler geprägte Satz könnte über der gesamten Geschichte der Ätiologie und Pathogenese des Diabetes mellitus stehen, denn jede scheinbar sicher gegründete Erkenntnis wurde durch einen einzigen gegensätzlichen Befund widerlegt. Zweifelsohne werden auch unsere heutigen Ansichten schon in naher Zukunft von neuen Befunden überholt sein.

II. Historische Entwicklung

Die „Süße des Urins" war über Jahrhunderte und Jahrtausende als Beweis für die renale oder gastrointestinale Pathogenese der Zuckerkrankheit angesehen worden (Ebers, Willis, Chevreul). Die Erkenntnis über die Beziehung zwischen Kohlenhydratproduktion der Leber, Glykogenbildung und aktuellem Blutzuckerspiegel führten zu der Vorstellung des „Überproduktions-Diabetes" (Claude Bernard, Naunyn). 1889 wurden von von Mering u. Minkowski und de Dominicis der „Pankreasgleich Insulinmangeldiabetes" in den Vordergrund gestellt, und die gelungene Darstellung des Inselzellhormons Insulin durch Banting, McLeod, Collip u. Best lieferte den scheinbar endgültigen Beweis für eine pankreatische Pathogenese der Zuckerkrankheit.

Der Nachweis der diabetogenen Wirkung einer Reihe von Hormonen durch Houssay, Long u. Lukens, Evans u. Young begründete dann die Vorstellung des „endokrinen Gegenregulationsdiabetes" (Katsch, Bar-

* Die diesem Vortrag zugrunde liegenden eigenen Untersuchungen erfolgten mit Unterstützung der Deutschen Forschungsgemeinschaft, Bad Godesberg.

TELHEIMER, HOFF). Morphologische Veränderungen der Inselzellen nach Gabe diabetogener Hormone (BEST) wiesen in den 40er Jahren zumindest für das Endstadium aller Diabetesformen wiederum auf den Insulinmangel hin.

Beim spontanen hereditären Diabetes konnte bisher jedoch für kein einziges diabetogenes Hormon eine echte Überproduktion nachgewiesen werden. Mit der Annahme eines primären Gegenregulationsdiabetes, der erst sekundär zum Pankreasmangeldiabetes wird, stimmt auch die Tatsache nicht überein, daß während Notjahren ein Verschwinden der Zuckerkrankheit festzustellen ist, in sog. normalen Ernährungszeiten jedoch ein massives Wiederauftreten des Leidens. Unberührt von solch äußeren Nahrungseinflüssen blieben ja lediglich die jugendlichen Zuckerkranken, deren Diabetes schon längere Zeit bestand, und deren absolute Insulinbedürftigkeit auf die völlig fehlende körpereigene Insulinproduktion hinweist. Hier kann mit Recht vom Insulinmangeldiabetes gesprochen werden.

Die Entwicklung der oralen Diabetestherapie hat die lange Zeit nur für die Masse der Diabetiker möglichen Unterscheidungen auch für den Einzelfall bestätigt. Aus dem Effekt der Therapie mit Sulfonylharnstoffen läßt sich entscheiden, ob bereits eine komplette β-Zellen-Insuffizienz mit absolutem Insulindefizit vorliegt, oder noch eine inkomplette β-Zellen-Insuffizienz mit nur relativem Insulindefizit besteht. Die unterschiedliche Progressionsgeschwindigkeit in die komplette Inselinsuffizienz hinein ist heute zum wesentlichen Kriterium der Unterscheidung der beiden Haupttypen des primären menschlichen Diabetes geworden. Auch bei Jugendlichen lassen sich Formen verfolgen, die dem eigentlichen Altersdiabetes ähneln und noch mit oralen Antidiabetica behandelt werden können. Dies gilt vor allem für den Diabetes, der besonders z. Z. äußeren Wohlstands auftritt.

III. Die Ursache des relativen Insulindefizits

In unserer Epoche wurde die Frage nach der Ursache des relativen Insulinmangelzustands entscheidend. Die methodischen Voraussetzungen zur Klärung dieses Problems wurden mit Hilfe der in den letzten 20 Jahren entwickelten Techniken zur Bestimmung der minimalen Quantitäten des zirkulierenden Insulins im Blute der Diabetiker geliefert.

Übereinstimmend ergaben alle Verfahren, daß lediglich beim jugendlichen Insulinmangeldiabetes weder immunologisch noch biologisch Insulin meßbar ist, beim Altersdiabetes, der mit oralen Antidiabetica behandelt werden kann, dagegen mitunter sogar normale, in der Regel nur leicht erniedrigte Insulinspiegel gemessen werden können. Das von den Inselzellen noch weiter produzierte Insulin wird somit auch tatsächlich ins Blut abgegeben.

A. Gestörte Dynamik der Insulinsekretion und -produktion

1. Allgemein

a) Sekretionsstarre gegenüber Blutzuckeranstieg

Für die Insulinsekretion stellt der Spiegel der Glucose im Pankreasarterienblut bekanntlich das physiologische Stimulans dar. Blutzuckeranstieg hat Insulinabgabe, Blutzuckerabfall ein Sistieren der Insulinsekretion zur Folge. Die Insulinwirkung reicht auch bei normalem Spiegel des Hormons dann nicht aus, wenn die Sekretion des Hormons nicht schnell genug erfolgt, um das Substrat regulieren zu können. In der Tat konnte gezeigt werden, daß je nach Schwere des Diabetes die Patienten einen nur gering ausgeprägten, völlig fehlenden, auf jeden Fall aber verzögerten Anstieg des Plasma-Insulins nach Glucosezufuhr zeigten [PFEIFFER et al. (1959/60/61), SELTZER u. SMITH (1959), YALOW u. BERSON (1960)] (Abb. 1).

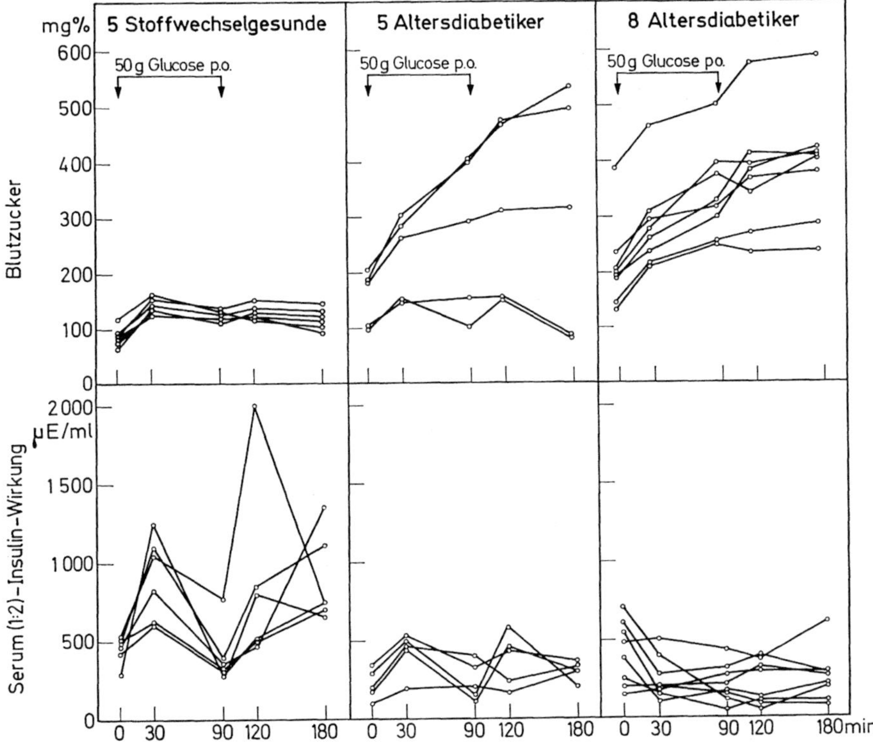

Abb. 1. Verhalten von Blutzucker (oben) und Serum-Insulin-Wirkung (unten) nach zweimaliger Glucosebelastung (STAUB-TRAUGOTT) bei 5 Stoffwechselgesunden (links), 5 sehr leichten, vorwiegend mit Diät (Mitte) und 8 schwereren, zusätzlich mit Sulfonylharnstoffen eingestellten Altersdiabetikern (rechts). [Nach PFEIFFER, DITSCHUNEIT u. ZIEGLER (1961)]

b) Mangelhafte Insulinproduktion nach forcierter Stimulierung

Daß neben der Sekretionsstarre gegenüber dem Blutzuckeranstieg vor allem bei fortgeschrittenen Fällen auch eine deutliche Beeinträchtigung der Insulinproduktion vorliegt, wurde besonders deutlich, wenn

aa) der Altersdiabetiker durch forcierte Hyperglykämie (Dauertropfinfusion von Glucose) zur Ausschüttung aller Insulinreserven gezwungen wurde. SELTZER (1962) fand eine um die Hälfte herabgesetzte Sekretionskapazität.

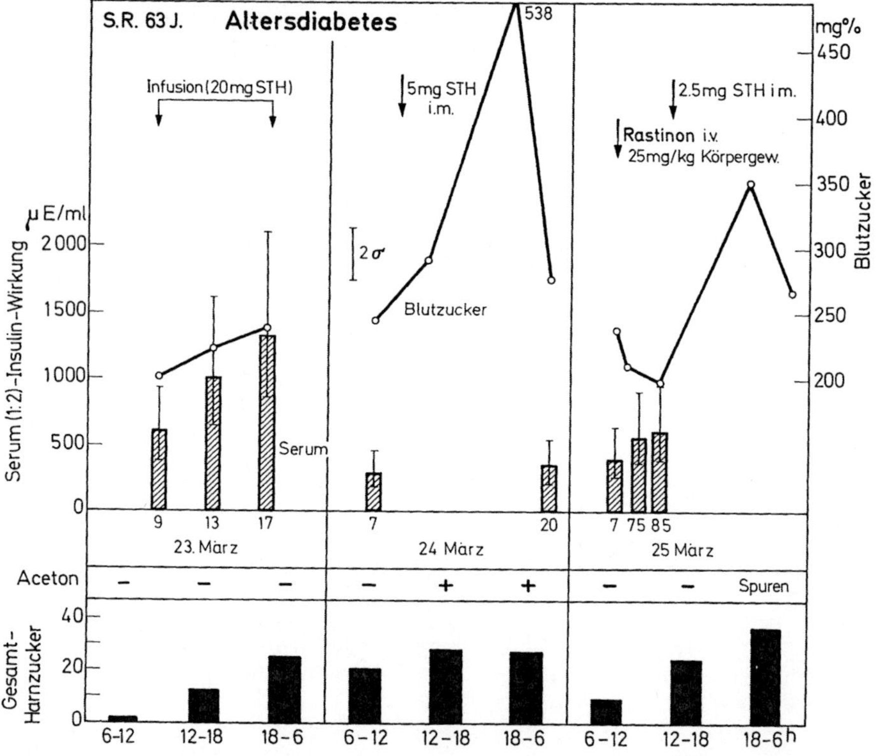

Abb. 2. Verhalten von Blutzucker (oben), Insulinaktivität (Säule oben) sowie Harnbefunden (Glycosurie, Aceton) bei Altersdiabetes unter mehrtägiger Behandlung mit menschlichem Wachstumshormon. Rechts Rastinonbelastung (25 mg/kg i. v.). Hyperglykämie und Acidose am 2. Tag der STH-Behandlung. Jetzt auch niedrige Insulinaktivitäten. Trotzdem Ansprechen auf Rastinon am folgenden Morgen. [Nach PFEIFFER, DITSCHUNEIT u. ZIEGLER (1961)]

bb) in relativ kurzen Abständen wiederholt mit Sulfonylharnstoffen belastet wurde. Hier dauerte es wesentlich länger als beim Stoffwechselgesunden, bis nach der durch die erste Rastinongabe erzwungenen Insulinausschüttung auch die zweite Applikation wieder mit einem Anstieg des Seruminsulins und einem Abfall des Blutzuckers beantwortet wurde [PFEIFFER, DITSCHUNEIT u. ZIEGLER (1960/61)].

cc) durch menschliches Wachstumshormon in entsprechender Dosis eine dauernde Mehranforderung von körpereigenem Insulin herbeigeführt wurde. In kurzer Zeit läßt sich eine Erschöpfung der Mehrproduktion des Hormons aus dem Abfall des Insulinspiegels bei gleichzeitiger Hyperglykämie und Acidose [PFEIFFER, DITSCHUNEIT u. ZIEGLER (1960/61), DOMINGUEZ et al. (1962)] herbeiführen (Abb. 2).

Die nachgewiesene Störung von Sekretion und Produktion von Pankreasinsulin macht somit deutlich, daß es sich beim manifesten Altersdiabetes auch um einen Pankreasdiabetes handelt. Unklar jedoch bleibt die Tatsache, warum bei manchen Altersdiabetikern der Insulinspiegel, wenn auch etwas verzögert, ansteigt, gleichzeitig aber eine Hyperglykämie zu beobachten ist. Diese Beobachtung führte zu der Annahme eines Hyperinsulinismus ohne praktische Auswirkung auf die Regulation des Kohlenhydratstoffwechsels.

2. Störung der intestinalen Regulation der Insulinsekretion

Erst in den letzten Jahren entdeckte man deutliche Unterschiede der Glucoseassimilation und der Dynamik der Insulinsekretion nach oraler Zuckergabe einerseits, nach intravenöser Glucoseinjektion andererseits. Nach oraler Zuckergabe steigt der Blutinsulinspiegel nicht nur zu absolut höheren Werten an, sondern bleibt auch für eine längere Periode erhöht als nach intravenöser Zuckerinjektion. Damit wurde die Forschung zur Identifizierung des intestinalen Faktors angeregt, der die Glucosetoleranz und die Stimulierung der pankreatischen Insulinsekretion beeinflußt. Tatsächlich konnte für Glucagon, Secretin, Pankreocymin, Gastrin und einen noch nicht identifizierten Duodenal- oder Jejunalextrakt eine vom Glucosespiegel unabhängige oder die stimulierende Wirkung der Glucose unterstützende Anregung der Insulinsekretion in vitro, im Tierexperiment in vivo und auch beim Menschen nachgewiesen werden (Tab. 1).

Allgemein scheint der insulinstimulierende Effekt der intestinalen Hormone physiologischerweise vergesellschaftet zu sein mit

a) einer vorzeitigen Information der B-Zelle, noch bevor der Anstieg des Blutzuckers in der Pankreasarterie nach intestinaler Resorption die Freisetzung von Pankreasinsulin bewirkt,

b) einer akuten und maximalen Stimulierung der Insulinsekretion durch die kombinierte Wirkung verschiedener betazytotroper Substanzen,

Tabelle 1. *Stimulierung der Insulinsekretion durch intestinale Hormone beim Menschen*

Substanz	Effekt	Autoren
Glucagon	+	Langs u. Friedberg (1965)
	+ (+)	Samols et al. (1965)
	+	Melani et al. (1966)
	+	Karam et al. (1966)
	+	Lawrence (1966)
	+	Grodsky u. Bennett (1966)
	+ (+)	Ryan et al. (1966)
	+	Simpson et al. (1967)
Secretin	+	Dupré et al. (1966)
	+	Dupré u. Beck (1966)
	(+)	Bottermann et al. (1967a, b)
	+ (+)	Boyns et al. (1967)
	+ (+)	Raptis et al. (1967)
Pankreocymin	—	Boyns et al. (1967)
	+	Pfeiffer (1967)
Gastrin	—	Pfeiffer (1967)
Serotonin	—	Schröder et al. (1967)
Duodenal Extrakt	+	Vanotti (1967)

+ Glucoseunabhängige Stimulierung; (+) Glucoseabhängige Stimulierung; — keine Stimulierung. [Nach Pfeiffer (1967b)]

c) der Verhinderung der Hypoglykämie nach Proteinaufnahme auf dem Wege über eine Aktivierung derjenigen intestinalen Hormone, die gleichzeitig lipolytische Wirkung besitzen (Pankreocymin, Glucagon). [Literatur s. Pfeiffer (1967b)].

Altersdiabetiker, die auf Blutzuckeranstieg kaum, auf Tolbutamid nur noch mit einer sehr schwachen reaktiven Insulinausschüttung reagieren, zeigen nach Glucagon intravenös prompt einen praktisch normalen Anstieg des Plasmainsulins [Melani et al. (1966), Simpson et al. (1966)]. Es wird somit auch eine mögliche pathophysiologische Bedeutung der intestinalen Hormone erkennbar. Eine mangelhafte intestinale Hormonsekretion nach Nahrungszufuhr bei den Diabetikern, die noch über eine endogene Insulinproduktion verfügen, ist vielleicht für den verzögerten Anstieg des Plasmainsulins verantwortlich. Diese Fragen werden jedoch erst dann eine befriedigende Antwort finden, wenn die Liste der Substanzen vollständig ist, die die Insulinsekretion stimulieren.

B. Die relative Insulinresistenz

Eine andere Möglichkeit zur Erklärung des relativen Insulindefizits stellt die Annahme einer relativen Insulinresistenz dar. Theoretisch könnte eine relative Insulinresistenz auf eine mangelhafte Insulinsensitivität der

Gewebe, auf ein abnormes Insulin, eine Neutralisierung des Insulins im Blut durch unbekannte Faktoren, eine Permeabilitätsstörung der Gefäßwand sowie schließlich eine mangelhafte oder unterschiedliche Empfindlichkeit der insulinabhängigen Gewebe zurückgeführt werden.

1. „Abnormes" oder „chemisch falsches" Insulin

Ein abnormales Insulin konnte bisher beim Diabetiker nicht nachgewiesen werden. Unterschiede zwischen immunologischer Meßbarkeit, biologischer Wirksamkeit und schließlich immunologischer Hemmung der biologischen Wirkung wurden bisher nur bei dem vom Inselzellcarcinom sezernierten Insulin in Einzelfällen festgestellt [Pfeiffer (1966), Pfeiffer u. Beyer (1968)].

2. Antagonisten und Inhibitoren im Serum

Klassische Insulinantagonisten oder -inhibitoren sind zweifellos die Insulinantikörper. Kristallines exogenes Insulin wird von ihnen zu 100%, das in einer Serumprobe enthaltene endogene Hormon zu 60–15% gehemmt. Eine spontane Autoantikörperbildung gegen körpereigenes Insulin ist allerdings bislang nicht bekannt. Es wurde nur eine Antikörperbildung gegen speziesidentisches, sogenanntes allogenes Insulin nachgewiesen, Antikörperbildung von Rindern gegen Rinderinsulin, von Schweinen gegen Schweineinsulin usw. [Renold (1965), Deckert (1965), Grodsky (1965), Federlin (1967)]. Keines dieser Tiere wurde jedoch diabetisch.

Mit der wohlbegründeten Theorie der cellulären Antikörperbildung läßt sich dagegen der Befund vereinbaren, daß sich um die Inselzellen sensibilisierter Tiere wie auch im Blut und in den Hautreaktionsstellen von Diabetikern, die am Anfang der Antikörperbildung gegen Insulin stehen, Lymphocyten und Plasmazellen ansammeln (Abb. 3), die fluoresceinmarkiertes Insulin bevorzugt aufnehmen. Da nun die gleichen infiltrativen auto- oder isoallergischen Pankreatitiden auch bei Kindern beobachtet wurden, die an jugendlichem Diabetes starben (Lecompte, Gepts), ist auch an die Möglichkeit einer sekundären immunologischen Pathogenese zumindest des jugendlichen Diabetes mellitus zu denken. Der Nachweis, daß spontan entstandene Autoantikörper im Serum Insulin neutralisieren können, steht jedoch noch aus.

Im gesunden wie im kranken Zustand in gleicher Weise ist die Insulinase der Leber, ein Faktor zur Regulation des in der Peripherie wirksam werdenden Insulins, vorhanden. Entgegen den ursprünglichen Vorstellungen Mirskys (1949) ließ sich aber eine verstärkte Aktivität der Insulinase beim Diabetes nicht nachweisen.

Die hormonalen Insulinantagonisten wirken teilweise über eine Erhöhung des Blutzuckers, teilweise über eine verstärkte Lipolyse der Insulin-

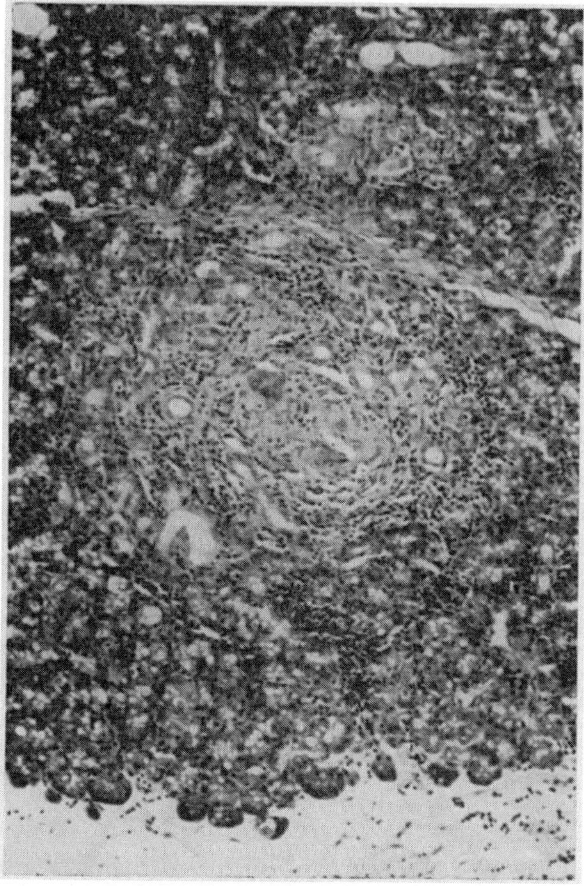

Abb. 3. Schwere Insulinitis des Schafes nach Immunisierung mit Schweineinsulin. Langerhans'sche Insel im Zentrum umgeben von mononuklearen Zellen. Beginnende Fibrosis. Haematoxylin-Eosin. 500 ×. [Nach Federlin, Renold u. Pfeiffer (1967)]

wirkung entgegen. Diabetogen wirkende Hormone im engeren Sinn sind nur das Wachstumshormon, das ACTH, die zuckerwirksamen Nebennierenrindenstereoide und die Catecholamine.

Hypophysäres Wachstumshormon bewirkt eine Freisetzung der unveresterten Fettsäuren aus den Fettdepots und somit eine Hemmung der Glucoseutilisation und eine Förderung der Ketogenese. Darüber hinaus regt es aber die Betazellen zu vermehrter Freisetzung von Insulin an. Das gleiche Hormon wirkt somit insulinantagonistisch und insulinprotagonistisch. Die hepatische Gluconeogenese wird durch das Zusammenspiel von ACTH und Cortisol gefördert und somit der Blutzuckerspiegel erhöht.

Auf dem Wege über die durch ACTH geförderte Lipolyse wird jedoch wieder die Glucoseutilisation gehemmt. Demgegenüber werden durch die Catecholamine nicht nur die unveresterten Fettsäuren aus der Fettzelle mobilisiert und die Glykogenolyse aktiviert, sondern auch die Insulinsekretion gehemmt. Im Gegensatz zu den Catecholaminen wird durch Glucagon wiederum die Lipolyse gefördert, gleichzeitig aber auch die Insulinsekretion stimuliert. Eine einfache Bilanzrechnung, die das Insulin auf der einen, die insulinantagonistischen Hormone auf der anderen Seite aufführt, ist somit nicht aufzustellen.

Bei den eigentlichen Insulininhibitoren im Blute handelt es sich um Hemmer, die in bestimmten Eiweißfraktionen des Serums lokalisiert werden können. Sie hemmen den Insulineffekt auf die Gewebspräparation in vitro. Derartige Hemmer werden bei Komplikationen der Zuckerkrankheit beschrieben. Bornstein u. Park isolierten einen mit den Betalipoproteinen des Serums wandernden Hemmer im tiefen hypoglykämischen Schock, Field u. Stetten beschrieben einen Hemmer, der bei den Alpha 1-Globulinen isoliert werden konnte, im Coma diabeticum, Vallance-Owen schließlich fand ebenfalls beim dekompensierten primären Diabetes einen Hemmertyp, der mit den Albuminen wandert. Er ließ sich durch feinere Aufarbeitung von den Albuminen trennen und wurde als „Synalbuminfaktor" bezeichnet. Diese Resultate wurden z. T. bestätigt, z. T. nicht reproduziert. Der Synalbuminfaktor bewirkt am Fettgewebe sogar eine bevorzugte Aufnahme und Oxydation von Glucose (Lowy et al., Ditschuneit u. Ditschuneit). Am intakten Tier war bei in vivo-Injektion des Synalbuminfaktors der insulinhemmende Effekt nicht nachzuweisen.

Eine Variante der Insulinhemmerhypothese stellt schließlich die „Zweiinsulintheorie" von Antoniades et al. (1963), Samaan et al. (1963), Froesch et al. (1963) dar, die eine verstärkte Bindung des „freien Insulins" an bestimmte Transportproteine des Serums postuliert. Die Injektion des sogenannten komplexgebundenen Insulins am Tier rief jedoch keine geringere Wirkung hervor als die des angeblich freien kristallisierten Insulins [Beigelman et al. (1952)].

3. Permeabilitätsstörung der Gefäßwand

Ganz an den Anfang der Diabetespathogenese wäre eine Theorie zu stellen, die auf den elektronenoptischen Untersuchungen von Siperstein et al. (1967) beruht. Siperstein fand eine Verdickung der Capillarwand bei allen primären Diabetikern, im Gegensatz zu sekundären Diabetesformen, bei denen sie vermißt wird. Gleichartige Veränderungen ließen sich auch bei den echten genetischen Prädiabetikern nachweisen. Eine derartige Permeabilitätsstörung könnte theoretisch auch den Eintritt der Glucose in die B-Zelle beeinträchtigen. Die Sekretionsstarre des diabetischen Inselsystems gegenüber Blutzuckeranstieg wäre damit zu erklären. Sipersteins Untersuchungen konnten jedoch von Lundbaek (1967) nicht bestätigt werden, so daß eine endgültige Stellungnahme noch verfrüht wäre.

4. Mangelhafte oder unterschiedliche Sensitivität der insulinabhängigen Gewebe

Eine mangelhafte Ansprechbarkeit der insulinabhängigen Gewebe als Ursache einer gewissermaßen peripher bedingten Insulinresistenz wird immer wieder angeführt, zumal in neuester Zeit Stauffacher et al. (1967) bei bestimmten Mäusestämmen, die zu Fettsucht und Kohlenhydratstoffwechselstörungen neigen, eine nur auf den Muskel beschränkte Resistenz gegenüber Insulin bei normaler Ansprechbarkeit des Fettgewebes fanden. Für den Diabetiker wurde bisher noch keine mangelhafte Ansprechbarkeit seines Fett- oder Muskelgewebes gegenüber Insulin gezeigt. Derartige von Stauffacher gefundene Differenzen scheinen daher eher eine Bedeutung für die Pathogenese der Fettsucht zu haben.

IV. Modellfälle in Experiment und Klinik

A. Spontaner tierexperimenteller Diabetes

Kleintierstämme, die spontan als rezessive Mutante Kohlenhydratstoffwechselveränderungen entwickeln, weisen meist gleichzeitig eine Fettsucht auf [Wrenshall et al. 1964, Sneyd (1964), Jones (1964)]. Daneben besteht in jedem Falle ein morphologischer und – soweit geprüft – auch funktioneller Hyperinsulinismus bei Hyperglykämie und Hyperlipazidämie. Diese Beobachtungen lassen sich als Beispiel für die Unwirksamkeit auch reichlich angebotenen Insulins anführen, da Hyperglykämie vorliegt [Renold (1964)]. Die unter härtesten Bedingungen lebende Sandratte der Wüste entwickelt allein unter Laboratoriumskost Fettsucht und Zuckerausscheidung [Schmidt-Nielsen et al. (1964)]. Die Analogie zu ähnlichen Änderungen der äußeren Lebensumstände bei den Entwicklungsvölkern und dem davon abhängigen Auftreten der Zuckerkrankheit als Massenerkrankung liegt zweifellos auf der Hand. Beim chinesischen Hamster, der eine Vorratswirtschaft betreibt, und bei dem gegenüber seinem syrischen Vetter eine Halbierung seines Chromosomensatzes besteht, kommt es ebenfalls unter natürlichen Bedingungen zu Diabetes. Bei einem Teil der Tiere kommt es somit zur Penetranz der diabetischen Erbanlage [Yerganian (1965)].

Die Kombination von Hyperinsulinismus und Adipositas muß auf jeden Fall als Modellbeispiel einer Kombination angesehen werden, die man auch unter besonderen Bedingungen beim Menschen findet. Die Kombination stellt darüber hinaus Gesichtspunkte in den Vordergrund, die von der einfachen Vorstellung des Pankreatektomiediabetes wegführen.

B. Klinische Sondersituationen

1. Der sekundäre endokrine Diabetes des Menschen

Während echte Diabetesformen bei Akromegalie und Cushingscher Krankheit selten sind, finden sich jedoch häufig Störungen des Zuckerhaushalts. Auch ohne erkennbare Störung des Kohlenhydrathaushalts liegt bei diesen beiden Krankheitsbildern fast immer ein reiner Hyperinsulinismus vor, der sich aus dem übermäßigen Anstieg des Seruminsulins nach Glucosezufuhr erkennen läßt. Die Behandlung gesunder Probanden mit

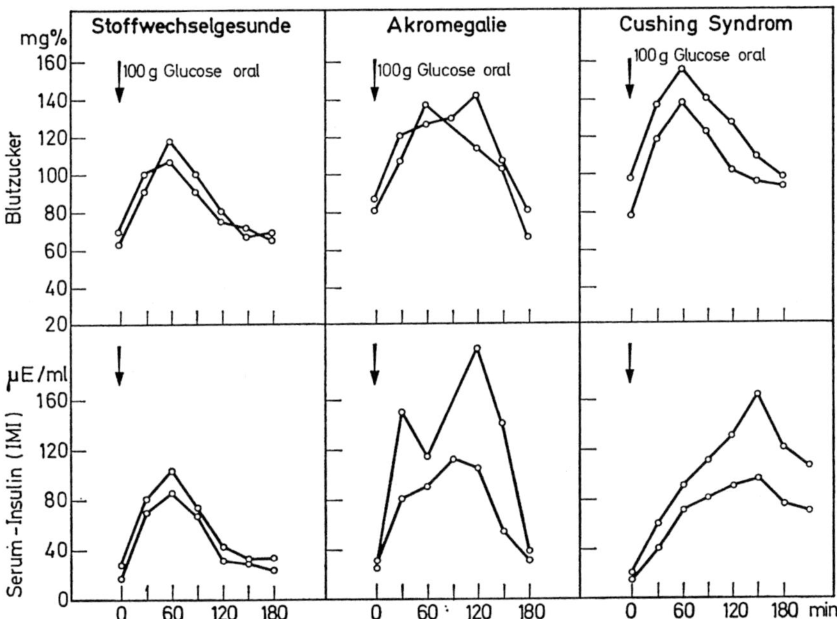

Abb. 4. Verhalten der Blutzucker- und Insulinkonzentration (IMI) im Blut bei Stoffwechselgesunden, Akromegalen und Patienten mit Cushing-Syndrom nach oraler Glucosebelastung

Wachstumshormon bedingt einen Insulinanstieg im Blut, einen Anstieg der freien Fettsäuren und eine gleichzeitige Erniedrigung der Glucoseassimilation. Langfristige Behandlung mit STH bedingt einen sicheren Hyperinsulinismus. Bei beiden Krankheitsbildern sind somit Hyperinsulinismus und Insulinresistenz vorhanden. Da beim primären Diabetes eine vermehrte Produktion dieser Hormone bisher nicht nachgewiesen wurde, bleibt die Übertragung dieser Beobachtungen auf die Pathogenese des primären Diabetes zweifelhaft.

2. Gravidität

Auch bei nichtdiabetischen Frauen wird in der Schwangerschaft ein ständiger Anstieg eines „wachstumshormon-ähnlichen" Polypeptides placentaren Ursprungs zusammen mit einem übermäßigen Anstieg des Plasmainsulins nach Glucosezufuhr bei gleichzeitiger Verschlechterung der Glucosetoleranz sowie erhöhten Fettsäurespiegeln gefunden [KALKHOFF et al. (1964)]. Die diabetogene Wirkung gehäufter Graviditäten steht außer Zweifel. Eine vermehrte Produktion des placentaren Lactogens bei der diabetischen Schwangeren wurde jedoch bisher nicht festgestellt.

3. Adipositas

Auch wenn keine Kohlenhydratstoffwechselstörungen erkennbar sind, so liegt bei der Adipositas ein sicherer Hyperinsulinismus mit Zeichen der relativen Insulinresistenz vor. MELANI fand nach intravenöser Glucose- und Rastinonbelastung bei Adipösen einen mitunter um das 10fache höheren Anstieg des immunologisch meßbaren Insulins bei normaler Glucoseassimilation. Es kommt dabei jedoch keineswegs zu einer Hypoglykämie (Abb. 5).

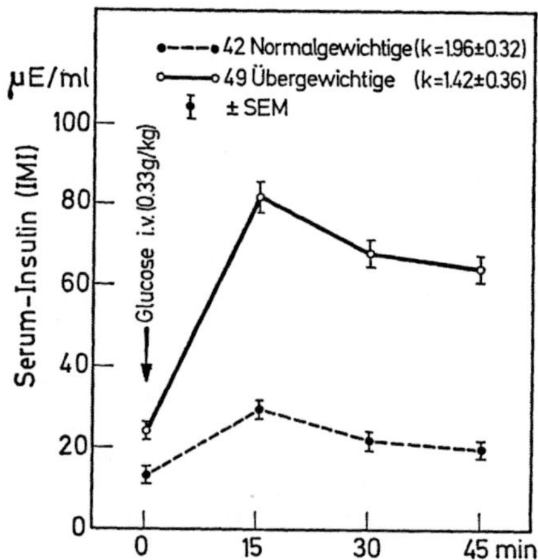

Abb. 5. Seruminsulinspiegel (immunologisch reaktives Insulin) bei Normalgewichtigen und Fettsüchtigen nach i. v. Injektion von 0,33 g/kg Glucose. [Nach MELANI, LAWECKI, BARTELT u. PFEIFFER (1966)]

Nimmt man analog zu den Arbeiten über den Synalbuminfaktor und die spontane tierexperimentelle Hyperglykämie eine unterschiedliche Stoffwechselreaktion an Fett- und Muskelgewebe an, so könnte eine Hemmung der Glucoseoxydation durch das Muskelgewebe von der Förderung der Zuckeraufnahme und -verbrennung im Fettgewebe beim Adipösen kompensiert werden, beides die Folge der bei dieser Erkrankung praktisch nie fehlenden Hyperlipazidämie. Diese unterschiedliche Gewebsreaktion wäre mit der Hypertrophie und Hyperplasie der Fettzellen [Hirsch et al. (1966)] beim Adipösen vereinbar. Sie erfordert einfach mehr Insulin zur Erhaltung des normalen Stoffwechsels der mitunter enorm erhöhten Masse des Fettgewebes. Diese Auffassung würde die Neigung des Adipösen zur Lipogenese und zur Erhaltung der Fettdepots erklären. Nach wie vor ungeklärt bliebe aber die normale Glucoseassimilation. Ohne eine effektive Neutralisierung der überhöht sezernierten Quantitäten von Pankreasinsulin anzunehmen, geht die Kompensationsrechnung rein qualitativ nicht auf. Darüber hinaus ist eine bessere Substratverwertung oder eine bessere Ansprechbarkeit auf Hormone durch das Fettgewebe des Adipösen noch nicht registriert. Die Untersuchungen von Steinke weisen eher auf das Gegenteil: Ab dem 15. Lebensjahr reagiert das Fettgewebe in zunehmend schwächerem Maße auf Beeinflussung seines Stoffwechsels. Etwa ab dem 50. Lebensjahr ist die Reaktion des menschlichen Fettgewebes außerordentlich träge. Da andererseits der Adipöse auf Blutzuckerabfall im Hunger oder unter Insulin nur mit einer mangelhaften Mobilisation von STH antwortet [Glick et al. (1965), Pfeiffer u. Melani (1967)], STH aber seinerseits akut lipolytisch wirkt, entspricht dies der beim Adipösen bekannten Neigung zur Retention des Fettes. Die Annahme einer bevorzugten Utilisation der Nahrungsstoffe durch das Fettgewebe wird durch diese Befunde natürlich nicht gestützt. Auf welche Weise eine abnorme Vermehrung des Fettgewebes Aktivität und Quantität des Inselgewebes beeinflussen kann, bleibt weiterhin also unklar. Reaktiver Hyperinsulinismus und relative Insulinresistenz, die beim sekundären endokrinen Diabetes, nach Injektion von STH, in der Schwangerschaft, bei Fettsucht sowie schließlich bei einfacher Arteriosklerose und Hyperlipidämie gefunden werden, können uns die Neigung dieser Patientengruppen, Diabetes zu entwickeln, jedoch bis zu einem gewissen Grad erklären. Es ist gut vorstellbar, daß nach einer Phase konstant erhöhter Dauersekretion an Insulin schließlich die Produktionskapazität des Inselorgans zu erlahmen beginnt, so daß sich schließlich der Diabetes manifestiert.

V. Die offenen Probleme: Der sogenannte Prädiabetes, der Faktor Genetik, die diabetische Angiopathie

Unsere früheren Anschauungen über die Genetik der Zuckerkrankheit haben eine wesentliche Korrektur erfahren. Es gibt keine rassisch oder genetisch bedingte Disposition zur Zuckerkrankheit. Die Zunahme des Diabetes in der Nachkriegszeit bei den kriegsführenden Völkern sowie auch die Erfahrungen in den Entwicklungsländern, die ihre Lebensbedingungen verbessern konnten, zeigen, daß praktisch kein Volk von der rapiden Zunahme der Zuckerkrankheit verschont bleibt.

Sowohl beim echten genetischen Prädiabetes – darunter verstehen wir die Kinder zweier diabetischer Eltern oder die eineiigen Zwillingsgeschwister eines Zuckerkranken – als auch beim anamnestisch suspekten Prädiabetes – hiervon spricht man, wenn bei familiärer Belastung scheinbar stoffwechselgesunde Frauen gehäuft überschwere Kinder gebären – fanden sich: erhöhte Spiegel von Insulin und unveresterten Fettsäuren im Nüchternserum [VALLANCE-OWEN (1965), CAMERINI-DAVALOS (1964), DITSCHUNEIT et al. (1963), PFEIFFER u. ZIEGLER (1965), STEINKE et al. (1963)]; verzögerte reaktive Insulinsekretion [DITSCHUNEIT et al. (1963), STEINKE et al. (1963)]; erhöhte Spiegel des Synalbuminfaktors bei familiärer Belastung (VALLANCE-OWEN 1960); spätere Normalisierung der Blutzuckerkurve nach oraler Belastung [CONN u. FAJANS (1961)]; herabgesetzte Glucoseassimilation nach intravenöser Glucosezufuhr bei latenten Diabetikern und anamnestisch suspekten Frauen [DITSCHUNEIT (1964)] (Abb. 6). Die Riesenkinder prädiabe-

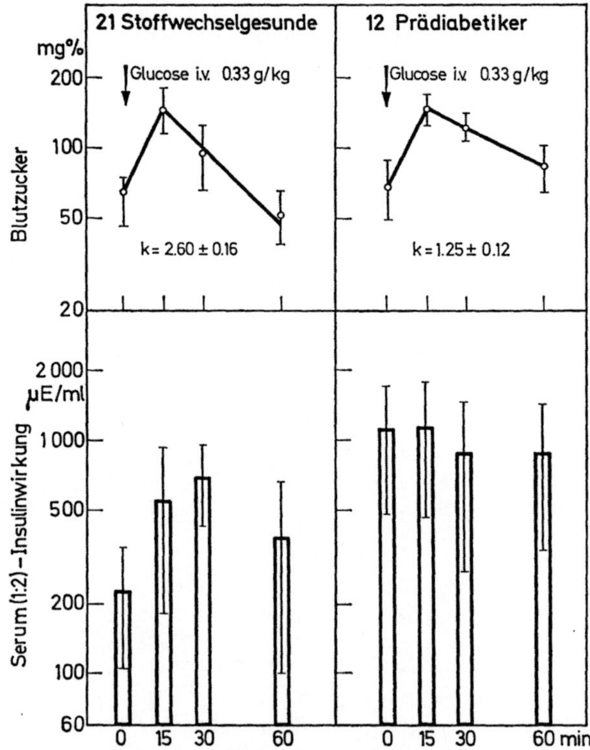

Abb. 6. ILA in Serum von Stoffwechselgesunden und prädiabetischen Frauen nach 0,33 g Glucose/kg i. v. Bei hohen Ausgangswerten der ILA bei den potentiellen Diabetikern keine sicheren Veränderungen. K-Wert niedriger als normal. [Nach DITSCHUNEIT (1964)]

tischer Frauen ebenso wie die Neugeborenen von Müttern mit manifestem oder latentem Diabetes zeigen Inselzellhyperplasien, erhöhte Insulinwerte im Nabelschnurvenenblut und ebenfalls überhöhte Anstiege des Seruminsulins nach Glucosebelastung [VAN BEEK (1955), JACKSON u. WOOLF (1957), DITSCHUNEIT et al. (1966)] (Abb. 7). Mutter und Kind scheinen somit

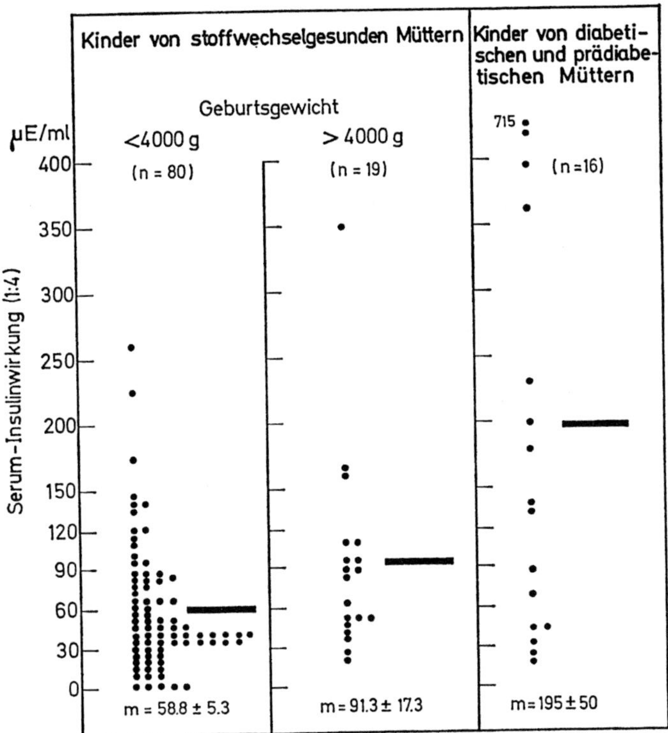

Abb. 7. Insulinwirkung im Nabelschnurvenenblut bei Neugeborenen. [Nach DITSCHUNEIT, BEYER, MELANI, SCHÖFFLING, TELBI and PFEIFFER (1966)]

zweierlei zu demonstrieren: Die prädiabetische Mutter im Falle der deutlich verschlechterten Kohlenhydrattoleranz unter der Schwangerschaft den Umschlag vom Hyperinsulinismus in das beginnende Insulindefizit, das Kind den reinen Hyperinsulinismus mit übermäßig gesteigerter Insulinsekretion auf Glucosegabe.

Der hohe Insulinspiegel sollte die dynamische Resistenz der B-Zellen gegen die diabetogene Noxe darstellen. Neue Untersuchungen jedoch weisen darauf hin, daß die bei den Diabetikern der verschiedenen Stufen nachgewiesenen erhöhten Insulinwerte nicht dem Prä-, latenten oder manifesten Diabetes zuzuschreiben sind, sondern der bei vielen dieser Fälle vorhandenen Adipositas [Karam et al. (1965), Rabinowitz u. Zierler (1962), Daughaday u. Kipnis (1966), Melani et al. (1966)]. Bei der Manifestation des Diabetes beim Adipösen kann der reaktive Hyperinsulinismus sogar ganz verschwinden, er hatte nur den anhaltend diabetogenen Zustand hinausgeschoben. Dies stimmt mit der Tatsache überein, daß die wirklich echten genetischen Prädiabetiker – normalgewichtige Zwillingsgeschwister manifester Zuckerkranker – als einzige Störung eine mangelhafte reaktive Insulinsekretion auf Glucoseinfusion erkennen lassen [Luft u. Cerasi (1967)]. Die gestörte Dynamik der Insulinsekretion wird damit zum einzigen einheitlichen Kriterium der prä- bis diabetischen Stoffwechselstörung, und der Diabetes wird wieder von Anfang bis zum Ende zu einer echten Pankreaserkrankung. Die relative Insulinresistenz hat dagegen mehr oder minder nur noch für die anderen aufgeführten Krankheitsbilder, vor allem die Adipositas, Bedeutung. Da auch völlig unbelastete Personen eine sichere Beeinträchtigung der reaktiven Insulinsekretion aufweisen können, wird auch dieses scheinbar so sichere Kriterium wieder fragwürdig [Luft u. Cerasi (1967)]. Ebenso wie vor 70 Jahren muß somit der zusätzliche Faktor einer Glucoseüberproduktion als Erklärungsmöglichkeit für den Unterschied zwischen normalen und diabetisch belasteten Personen bei gleichartiger Insulinsekretionsdynamik wieder ins Spiel gebracht werden. Unabhängig hiervor müssen wir die Adipositas als besonderes Problem empfinden und über die reine Kalorienrechnung hinaus die anderen Stoffwechselmechanismen erforschen, die offensichtlich eine so große Bedeutung für die Manifestation der Zuckerkrankheit haben. Die Therapie hat heute schon die nötigen Schlüsse zu ziehen. Sie bestehen aus dem Zwang der Gewichtsreduktion unserer Kranken, damit sowohl Hyperinsulinismus als auch die aus der verzögerten oder normalen Assimilation der Glucose ablesbare relative Insulinresistenz wieder zum Verschwinden gebracht werden kann. Der Circulus vitiosus auf der einen Seite im Hinblick auf das Fettgewebe, auf der anderen Seite im Hinblick auf das Pankreas, kann damit unterbrochen werden.

Zusammenfassung

Die pathogenetischen Vorstellungen über die Ursache der menschlichen Zuckerkrankheiten werden von dem überall bestätigten Befund erhöhter Insulinspiegel bei allen Formen des menschlichen Diabetes beherrscht. Selbst beim jugendlichen Diabetes, dem Prototyp des sogenannten Insulinmangeldiabetes, lassen sich zu Beginn der Krankheit beträchtliche Mengen von Insulin aus der Bauchspeicheldrüse extrahieren oder im Blut in Form von normalen, erhöhten oder nur wenig erniedrigten Plasmainsulinspiegeln messen. Die Langerhansschen Inseln sind hypertrophiert. Beim sogenannten Altersdiabetes bleibt dieser Zustand jahrelang bestehen. Bei beiden Typen des genetisch bedingten Humandiabetes kommt es somit erst im Verlauf der Erkrankung zum kompletten Versagen der Inselzellen. Der Unterschied zwischen beiden Formen besteht in der unterschiedlichen Geschwindigkeit der Progression in die komplette B-Zellen-Insuffizienz. Als Ursachen dieses mit einem relativen Insulindefizit einhergehenden primären Hyperinsulinismus bei praktisch allen Formen der menschlichen Zuckerkrankheit werden übermäßige Kohlenhydratzufuhr, beschleunigter Abbau des Insulins, gestörte Dynamik der Insulinsekretion nach Nahrungszufuhr, die Herabsetzung der reaktiven Insulinproduktion bei Bedarf und ein abnormes Insulin diskutiert. Die oft gestörte Kohlenhydratutilisation bei noch überhöhtem Nüchterninsulinspiegel legt die Suche nach einer Resistenz der insulinabhängigen Gewebe gegenüber der Wirkung des körpereigenen Insulins einerseits, nach Hemmung der Insulinwirkung in der Peripherie andererseits nahe. Als Insulinhemmer werden diskutiert: Hormonale Antagonisten (STH, ACTH und Glucokortikoide, Glucagon und Catecholamine) sowie Insulininhibitoren nichthormonaler Natur (Insulinantikörper, Synalbumin, ein Faktor der Beta-Lipoprotein-Fraktion des Serums sowie ein Faktor der Alpha 1-Globulin-Fraktion). Ferner ist entsprechend der „Zweiinsulintheorie" eine verstärkte Bindung des freien Insulins an bestimmte Transportproteine des Serums zu diskutieren.

Als Stütze der Annahme einer extrapankreatischen Pathogenese der menschlichen Zuckerkrankheit werden die beim menschlichen Prä- und latenten Diabetes vorliegenden Hinweise auf eine primäre Beeinträchtigung der Insulinaktivitäten im peripheren Gewebe angeführt. Der gemeinsame Nenner der Insulinresistenz, Hyperinsulinismus und Fettsucht bei der überwiegenden Zahl menschlicher Diabetesformen, und ein sekundäres Erlahmen der Insulinproduktion und -sekretion der Inselzellen nach einer Phase des konstant anhaltenden Hyperinsulinismus als Ursache des schließlich manifest werdenden Diabetes im eigentlichen Sinne sind hervorzuheben. Der Übergang von der allmählich eintretenden inkompletten B-Zellen-Insuffizienz in das komplette Versagen verhilft zu einer dynamisch-pathophysiologischen Betrachtung der Entwicklung der diabetischen Stoffwechselstörung und zu einer übersichtlichen Klassifikation der menschlichen Diabetesformen.

Ein klarer Einblick in die ursächliche verantwortliche Noxe ist bisher nur beim hormonalen, sekundären Diabetes gegeben. Beim primären genetischen Diabetes sind nur Hypothesen möglich.

Literatur*

Antoniades, H. N., J. A. Bongas, R. Camerini-Davalos, H. M. Pyle, S. J. Mazurkie, O. Lazano-Castaneda, and A. Marble: Insulin regulatory mechanism and diabetes mellitus, effect of Tolbutamide. New England J. Med. **269**, 386 (1963).

—, A. M. Huber, B. R. Boshell, C. A. Servais, and S. N. Gershoff: Studies on the state of insulin in blood: properties of circulating "free" and "bound" insulin. Endocrinology **76**, 709 (1965).

Beek van, C.: Embryopathia diabetica und die Diagnostik mütterlichen Diabetes mittels Sektion ihres totgeborenen Kindes. 3. Symp. Dtsch. Ges. Endokrinol. Berlin-Göttingen-Heidelberg: Springer S. 123, 1955.

Beigelman, P. M., F. C. Goetz, H. N. Antoniades, and G. W. Thorn: Insulin-likeactivity of human plasma constituents I Description and evaluation of biological assay for insulin-like activity. Metabolism **5**, 35 (1956).

—, H. N. Antoniades, F. C. Goetz, A. E. Renold, J. L. Oncley, and G. W. Thorn: Insulin-like activity of human plasma constitutients II Biologic assay of human plasma fractions for insulin-like activity. Metobolism **5**, 44 (1956b).

Beyer, J., u. E. F. Pfeiffer: Die spontanen Hypoglykämien. In: Handb. d. Diabetes mellitus, Pathophysiologie und Klinik, Bd. II, München: J. F. Lehmanns Verlag 1968 (im Druck).

Bornstein, J., and C. R. Park: Inhibition of glucose uptake by serum of diabetic rats. J. biol. Chem. **205**, 503 (1953).

Camerini-Davalos, R. A.: Biochemical and histological aspects of prediabetes. V. Congr. Internat. Diabetes Fed., Toronto 1964. Excerpta medica 1965 p. 657.

Conn, J. W., and S. S. Fajans: The prediabetic state. Amer. J. Med. **31**, 839 (1961).

Daughaday, W. H., and D. H. Kipnis: The growth-promoting and anti-insulin actions of somatotropin. Recent Progr. Horm. Res. **22**, 49 (1966).

Deckert, T: Autoimmunity and diabetes. Abstr. Coll. on Immunology of Insulin, London, Sept. 1965.

Ditschuneit, H.: Insulinantagonisten. 12. Symp. der Dtsch. Ges. für Endokrinologie, Wiesbaden, 1966. Berlin-Heidelberg-New York: Springer 1967, p. 197.

— Die biologische und klinische Bedeutung der Insulinwirkung von Blut- und Bluteiweißfraktionen. Habil.-Schrift, Frankfurt 1964.

—, H. Kolb, Ch, Wahl, R. Morcos u. E. F. Pfeiffer: Untersuchungen zur Regulation des Kohlenhydratstoffwechsels beim Prädiabetes. X. Symp. Dtsch. Ges. Endokrinol., Wien, 1963. Berlin-Göttingen-Heidelberg: Springer 1963, p. 260.

—, J. Beyer, F. Melani, K. Schöffling, M. Telib u. E. F. Pfeiffer: Vergleich zwischen biologischer und radioimmunologischer Insulinbestimmung. In: Euratom Conference on Labelled Proteins in Tracer Studies, Pisa, 1966, p. 335, EUR 2950, d, f, e.

Dominguez, J. M., E. Greenberg, A. G. Pazianos, B. S. Ray, and O. H. Paearson: Diabetogenic and hypoglycemic effects of human growth hormone. I. Internat. Endocrin. Congr., Kopenh., July 1960, Abstr. Nr. 121.

Federlin, K.: Aspekte der Antikörperbildung gegen Insulin. Habil-Schrift, Ulm 1967.

—, A. E. Renold, and E. F. Pfeiffer: Antigen binding Leucocytes in patients and in insulin sensitized animals with delayed insulin allergy. Immunopathology, V. Intern. Symp. Punta Ala, 1967. Schwabe & Co. (im Druck).

* Mit Ausnahme der zur Klassik der Diabetologie gehörenden Autoren.

FIELD, J. B., and D. STETTEN, JR.: Humoral Insulin antagonism associated with diabetic acidosis. Amer. J. Med. **21**, 339 (1956).

FROESCH, E. R., H. BÜRGI, E. B. RAMSEIER, P. BALLY, and A. LABHART: A antibody-suppressible and nonsuppressible insulin-like-aktivity in human serum and their physiologic significance. An insulin assay with adipose tissue of increased precision and specifity. J. clin. invest. **42**, 1816 (1963).

GEPTS, W.: Die Histopathologie der Langerhanschen Inseln bei juvenilem Diabetes, besonders in akuten Fällen. 1. Symposion Dtsch. Diabetes Komm. Fortschritte der Diabetesforschung, Düsseldorf 1962, p. 133. Stuttgart: Thieme 1963.

GLICK, S. M., J. ROTH, R. S. YALOW, and S. A. BERSON: The regulation of growth hormone secretion. Rec. Progr. Horm. Res. **21**, 241 (1965).

GRODSKY, G. M.: Produktion of autoantibodies to insulin in man and rabbits. Diabetes **14**, 619 (1965).

HIRSCH, J., J. L. KNITTEL, and L. B. SALANS: Cell Lipid content and cell number in obese and non obese adipuse tissue, J. clin. invest. **45**, 1023 (1966).

JACKSON, W. P. U., and N. WOOLF: Further studies in prediabetes. Lancet **1957**, 614.

JONES, E.: Spontaneous hyperplasia of pancreatic islets associated with glucosuria in hybrid mice. In: The structure and metabolism of the pancreatic islets. BROLIN, S. E., B. HELLMAN, and H. KNUTSON (Ed.), p. 189. Oxford: Pergamon Press 1964.

KALKHOFF, R. K., D. S. SCHALCH, L. WALKER, P. BECK, D. M. KIPNIS, and W. H. DAUGHADAY: Diabetogenic factors associated with pregnancy. Trans. Assoc. Amer. Phys. **70**, 270 (1964).

KARAM, J. H., G. M. GRODSKY, F. CH. PAVLATOS, and P. H. FORSHAM: Critical factors in excessive serum-insulin response to glucose. Lancet **1/7380**, 286 (1965).

LE COMPTE, PH. M.: Pathologic anatomy of pancreas in diabetes mellitus. In: Diabetes, p. 309. Ed. R. H. WILLIAMS. New York: Hoeber, Inc. 1960.

LOWY, C., G. BLANSHARD, and D. PHEAR: Antagonism of insulin by albumin. Lancet **1**, 802 (1961).

LUFT, R., and E. CERASI: Insulin response to glucose infusion in obesity and mature-onset-diabetes. Acta Endocr. (Kph.) **50**, Suppl. 100, 134 (1965).

LUNDBAEK, K.: Panel discussion on diabetic angiopathy. In: VI. Congr. Intern. Diabetes Fed., Stockholm, 30. 7.–4. 8. 1967 (im Druck).

—, R. MALMROS, H. C. ANDERSEN, V. ORTH, and V. A. JENSEN: Hypophysektomy for diabetic angiopathy. Diabetes **11**, 474 (1962).

MELANI, F., J. LAWECKI, K. M. BARTELT u. E. F. PFEIFFER: Insulinspiegel bei Stoffwechselgesunden, Fettsüchtigen und Diabetikern nach intravenöser Gabe von Glukose, Tolbutamid und Glukagon. Diabetologia **2**, 210 (1966).

MIRSKY, J. A., and R. H. BROH-KAHN: Inactivation of insulin by tissue extracts; distribution and properties of insulin inactivating extracts (insulinase). Arch. Biochem. Biophys. **20**, 1 (1949).

PFEIFFER, E. F.: Recognized diabetogenic hormones and diabetes in man. V. Congr. Internat. Diabetes Federation, Toronto 1964. Excerpta Medica Foundation 1965, p. 368.

— Die Immunologie des Insulins. 12. Symp. Dtsch. Ges. f. Endokrinol., Wiesbaden 1966, p. 26. Berlin-Heidelberg-New York: Springer 1967a.

— Gastrointestinal Hormones in Control of Insulin Secretion: Introduction, VI. Congr. Intern. Diabetes Federation, Stockholm 1967b, (im Druck).

Pfeiffer, E. F., H. Ditschuneit u. K. Schöffling: Die orale Diabetesbehandlung mit Sulfonylharnstoffen unter dem Aspekt des endokrinen Defekts beim Altersdiabetes. Chemotherapia (Basel) **2**, 283 (1961).

— — u. R. Ziegler: Untersuchungen zur Pathogenese des menschlichen Altersdiabetes: Die Dynamik der Insulinsekretion des Stoffwechselgesunden und des Altersdiabetikers nach wiederholter Belastung mit Glukose, Sulfonylharnstoffen und menschlichem Wachstumshormon. VII. Symp. Dtsch. Ges. Endokrinol., Homburg/Saar, p. 206. Berlin-Göttingen-Heidelberg: Springer 1960.

— — — Über die Bestimmung von Insulin im Blut am epididymalen Fettanhang der Ratte mit Hilfe markierter Glukose. IV. Die Dynamik der Insulinsekretion des Stoffwechselgesunden und des Altersdiabetikers nach wiederholter Belastung mit Glukose, Sulfonylharnstoffen und menschlichem Wachstumshormon. Ein Beitrag zur Pathogenese des menschlichen Altersdiabetes. Klin. Wschr. **39**, 415 (1961).

— u. F. Melani: Menschliches Wachstumshormon. Darstellung, Bestimmung im Blut und klinische Bedeutung, Dtsch. Med. Wschr. **17**, 846–56 (1967).

—, A. E. Renold, D. B. Martin, Y. Dagenais, J. W. Meakin, D. H. Nelson, G. Shoemaker und G. W. Thorn: Untersuchungen über die Rolle des Pancreas im Wirkungsmechanismus blutzuckersenkender Sulfonylharnstoffe. In Diabetes mellitus, III. Congr. Internat. Diabetes Fed. 1958, p. 286. Stuttgart: Georg Thieme-Verlag 1959.

— u. R. Ziegler: Der Status prädiabeticus. Triangel-Sandoz. Z. Med. Wiss. **7**, 8 (1965).

Rabinowitz, D., and K. L. Zierler: Forearm metabolism in obesity and its response to intraarterial insulin. Characterization of insulin resistance and evidence for adaptive hyperinsulinism. J. Clin. Invest. **41**, 2173 (1962).

Randle, P. J., P. B. Garland, C. N. Hales, and E. A. Newsholme: The glucose Fatty Acid cycle, its Role in Insulin sensitivity and the metabolic disturbances of diabetes mellitus. Lancet **I**, 785 (1963).

Renold, A. E.: Discussion on Diabetes in the Chinese hamster. Ciba Foundation Colloquia on Endocrinology **15**, 42 (1964).

— Immunologic response to homologous and heterologous insulin in cattle and sheep. Evidence for immune insulinitis in cattle and possibly in sheep. Coll. on Immunol. of Insulin, London, Sept. 1965.

—, and G. F. Cahill, Jr.: Adipose tissue. Handbook of Physiology Sekt. 5 Amer. Physiological Society. Baltimore: Williams and Wilkins 1965.

—, O. B. Crofford, H. Bürgi, and E. R. Froesch: Insulin and the metabolism of adipose tissue. V. Congr. Internat. Diabetes Federation, Toronto, 1964. Excerpta Medica Foundation 1965, p. 146.

Samaan, N., R. Fraser, and W. J. Dempster: The typical and atypical forms of serum insulin. Diabetes **12**, 339 (1963).

Schmidt-Nielsen, K., H. B. Haines, and D. B. Hackel: Diabetes mellitus in the sandrat induced by standard laboratory diets. Science **143**, 689 (1964).

Seltzer, H. S.: Exhaustion of insulogenic reserve in maturity onset diabetes during prolonged and continous hyperglycemic stress. III. Congr. Internat. Diabetes Federation, Genf 1961, Bd. 1, S. 650.

—, and W. L. Smith: Plasma insulin activity after glucose. An index of insulogenic reserve in normal and diabetic man. Diabetes **8**, 417 (1959).

Simpson R. G., A. Benedetti, G. M. Grodsky, J. H. Karam, and P. H. Forsham: Stimulation of insulin release by Glucagon in non insulin dependent diabetics. Metabol. **15**, 1046–1049 (1966).

SIPERSTEIN, M. D., W. NORTON, R. H. UNGER, and L. L. MADISON: Muscle capillary basement membrane in normal, diabetic and prediabetic patients. Trans. Assoc. Amer. Phys. 1967.

SNEYD, J. G. T.: Pancreatic and serum insulin in the New Zealand strain of obese mice. J. Endocr. **28**, 163 (1964).

STAUFFACHER, W., A. E. LAMBERT, D. VECCHIO, and A. E. RENOLD: Measurements of Insulin Activities in Pancreas and Serum of mice with spontaneous ("Obese" and "New Zealand Obese") and Induced (Goldthioglucose) Obesity and Hyperglycemia, with considerations on the Pathogenesis of the Spontaneous Diabetes Syndrome. Diabetologia **3**, 230 (1967).

STEINKE, J.: 1967, persönliche Mitteilung.

—, J. ST. SOELDNER, R. A. CAMERINI-DAVALOS, and A. E. RENOLD: Studies on serum insulin-like-activity (ILA) in prediabetes and early overt diabetes. Diabetes **6**, 502 (1963).

VALLANCE-OWEN, J.: Insulin antagonists. Brit. Med. Bull. **16**, 214 (1960).

— Insulin antagonists. V. Congr. Internat. Diabetes Federation, Toronto 1964. Excerpta Medica Foundation 1965, p. 340.

YALOW, R. S., and S. A. BERSON: Plasma insulin concentrations in non-diabetic and early diabetic subjects. Determination by a new sensitive immuno-assay-technique. Diabetes **9**, 254 (1960).

YERGANIAN, G.: Spontaneous diabetes mellitus in the Chinese hamster, cricectulus griseus. Current trends and projected views. V. Congr. Internat. Diabetes Federation, Toronto. (In: On the Nature and Treatment of Diabetes. Ed. BS. LEIBEL and G. A. WRENSHALL.) Excerpta Medica Foundation 1965, p. 612.

WRENSHALL, G. A., W. S. HARTROFF, and C. H. BEST: Insulin extractable from the pancreas and islet cell histology. Diabetes **3**, 444 (1964).

Grundlagen zur Diabetes-Einstellung zu dringlichen und geplanten Operationen

Zusammenfassung*

Von **A. Beringer**

Aus der I. Medizinischen Universitäts-Klinik in Wien
(Vorstand: Prof. Dr. E. Deutsch)

Einleitend wird hervorgehoben, daß die postoperative Mortalität, die sich bei den Diabetikern in der Vorinsulinaera zwischen 18 und 46% bewegte, seit der Einführung des Insulins in die Behandlung der Zuckerkrankheit auf 3–10% herabsank.

Dabei hat auch die Todesursache eine Änderung erfahren. Früher starben die Diabetiker vorwiegend an einem Coma, heutzutage – infolge der Insulinbehandlung und der damit verbundenen längeren Lebensdauer – an einer Kreislaufinsuffizienz.

Seitens der Ketose sind z. Z. nicht die jugendlichen, sondern die Altersdiabetiker gefährdet. Denn jugendliche Diabetiker werden a priori sorgfältig vorbehandelt. Bei älteren Kranken mit leichterem Diabetes wird die postoperative Stoffwechsellage häufig zu wenig kontrolliert. Als Folge des Eingriffes und der Narkose kann sich bei den Altersdiabetikern eine beträchtliche Ketose entwickeln, die mitunter zum Coma führt, falls nicht noch eine rechtzeitige Insulinbehandlung einsetzt. Der Vortragende sah in den letzten 20 Jahren 14 Fälle von diabetischem Coma mit tödlichem Ausgang, welches ausschließlich bei leichten Diabetikern infolge einer zu spät eingeleiteten Insulinbehandlung in Erscheinung trat.

Aus diesem Grunde wurde auch bei leichten Diabetikern, bei welchen prä- und postoperativ keine kontinuierliche Stoffwechselkontrolle durchgeführt werden konnte, vor einer größeren Operation eine Insulinbehandlung eingeleitet, wobei bei diätetisch behandelten sthenischen Diabetikern am Operationstag 44–52 E und bei asthenischen Diabetikern 28–32 E Altinsulin subcutan injiziert wurden. Davon wurde die Hälfte um 8 Uhr früh und die andere Hälfte – zu gleichen Teilen geteilt – um 18 Uhr und 2 Uhr nachts verabreicht. Gleichzeitig wurde eine Dauerinfusion angelegt, in

* Die Originalarbeit erscheint in der Wien. klin. Wschr.

welche 240 g Dextrose pro die eingeführt wurden. Die Blutzuckerkontrolle wurde um 8 Uhr früh und um 17 Uhr vorgenommen. Bei Blutzuckerwerten, die sich um 17 Uhr unter 100 mg% bewegten, wurde die geplante abendliche und nächtliche Insulinmenge um 4–8 E reduziert. Bei einem Blutzuckergehalt über 150 mg% wurde die Insulinmenge um je 4–8 E erhöht. Nächtliche Blutzuckerkontrollen erwiesen sich dabei als überflüssig.

In den folgenden Tagen wurde die Insulinmenge auf den Bedarf abgestimmt.

Bei Diabetikern, die mit einem Depot-Insulin vorbehandelt wurden, bestand keine Notwendigkeit, eine Umstellung auf Altinsulin vorzunehmen. Bei diesen Zuckerkranken wurde das Depotinsulin weiter verabreicht und Altinsulin zusätzlich in ähnlicher Form wie bei den diätetisch behandelten Diabetikern injiziert. Mit dieser Behandlungsart konnte in den letzten 10 Jahren eine zufriedenstellende Einstellung zur Operation erreicht werden.

Seither haben wir kein diabetisches Coma im Anschluß an eine Operation gesehen.

Im Falle einer bestehenden Stoffwechselentgleisung vor Beginn einer lebenswichtigen Operation muß eine Noteinstellung durchgeführt werden. Bei einer hochgradigen Ketose, verbunden mit einem beträchtlichen Blutzuckeranstieg, wird eine Infusionsbehandlung eingeleitet, wobei in der ersten Stunde 100 E Altinsulin i. v. infundiert werden. Bei fallendem Blutzuckergehalt wird die Insulinmenge reduziert und gleichzeitig Dextrose i. v. appliziert.

Die allgemeine klinische Vorbereitung des Diabetikers zur Operation und Anaesthesie

Von **H. Mehnert**

Aus der III. Medizinischen Abteilung des Städtischen Krankenhauses München-Schwabing (Chefarzt: Prof. Dr. H. Mehnert) und aus der klinisch-experimentellen Abteilung der Forschergruppe Diabetes (Leiter: Prof. Dr. H. Mehnert)

Der Ausspruch, daß der Diabetiker als „bedingt gesund" (Katsch) anzusehen ist, hat in den vergangenen Jahren aufgrund neuer Erkenntnisse und Behandlungsmöglichkeiten eine vielfache Bestätigung gefunden. Man darf sagen, daß diese Gleichwertigkeit des gut eingestellten Diabetikers gegenüber dem Nichtdiabetiker sogar in jene Bereiche hineingeht, in denen früher eine Unterlegenheit des Zuckerkranken als sicher angenommen wurde: Der Diabetiker ist auch außerhalb des Alltags, also sogar in besonderen Situationen, wie sie sich bei chirurgischen Eingriffen ergeben, dem Nichtdiabetiker nicht mehr oder nur unter bestimmten Bedingungen unterlegen.

Es ist wichtig, diese Ausführungen an den Beginn eines Referates zu stellen, das sich mit der Vorbereitung des Zuckerkranken für Operation und Anaesthesie beschäftigen soll. Allzuoft wird der Diabetiker noch als ein Patient angesehen, der möglichst nicht operiert werden sollte und der – wenn er operiert wird – angeblich eine verzögerte Wundheilung, Neigung zu Sekundärinfekten u. ä. aufweist. Diese Ansicht ist nicht mehr haltbar, wenn es um gut eingestellte, d. h. rechtzeitig und richtig behandelte Diabetiker geht. Sicherlich ergeben sich immer wieder Situationen, in denen ohne Berücksichtigung der augenblicklich vorherrschenden Stoffwechselsituation Diabetiker als Notfälle unverzüglich operiert werden müssen. Es bedarf dann der engen Zusammenarbeit zwischen Anaesthesiologen, Chirurgen und Internisten, um möglichst rasch eine möglichst gute Stoffwechseleinstellung zu erzielen. Bindende Vorschriften zur Erreichung dieses Ziels lassen sich hier kaum machen, da die Einzelfälle zu verschieden sind. Zwar wird man auch bei der Vorbereitung von Diabetikern, die nicht sofort operiert werden müssen, den individuellen Bedürfnissen Rechnung zu tragen haben. Andererseits ergibt sich aber bei solchen Fällen viel eher die Möglichkeit, Regeln aufzustellen, auch wenn sie in toto als grobe Faustregeln aufzufassen sind.

Die drei wichtigsten Punkte, die bei der Operationsvorbereitung von Diabetikern zu beachten sind, sind folgende:

1. Möglichst ausgeglichene Stoffwechsellage ohne Ketoacidose oder Hypoglykämie.
2. Beachtung bzw. Behandlung diabetischer Komplikationen, z. B. Mikro- und Makroangiopathie, Leber- und Nierenschäden.
3. Festlegung des günstigsten Operationszeitpunktes (möglichst zu Wochenanfang und am frühen Morgen).

Es geht also im wesentlichen um die Einstellung des Stoffwechsels, um die Behandlung diabetischer Komplikationen und um die Festlegung des optimalen Operationstermins.

Präoperative Stoffwechselregulierung

Ziel der präoperativen Stoffwechseleinstellung soll sein, eine möglichst ausgeglichene, stabile Stoffwechselsituation mit Blutzuckerwerten um 180 mg% bei insulinspritzenden Patienten und mit niedrigeren Werten bei den ohne Insulin behandelten Diabetikern zu erzielen. In jedem Falle sollte, wenn irgend möglich, vermieden werden, im Zustand der Ketoacidose zu operieren.

Maßnahmen zur präoperativen Stoffwechselregulierung

1. Insulinbedürftige Patienten auf Alt-Insulin umstellen. Am Operationstag ein Drittel oder die Hälfte der üblichen Insulindosis als Alt-Insulin infundieren.
2. Zur Infusion 5%ige oder 10%ige Laevuloselösungen verwenden.

N. B.: Nicht jeder Diabetiker muß vor der Operation auf Insulin umgestellt werden. Entscheidend sind die präoperativen Blutzuckerwerte!

Es gilt als allgemein anerkannt, daß insulinpflichtige Diabetiker vor der Operation auf Alt-Insulin umzustellen sind. Dieses Insulin wirkt kurz, wird in kleinen Dosen verabreicht und ist besser steuerbar als Depot-Insulin. Man sollte von der gewohnten subcutanen Applikationsweise in der Regel abgehen, da die unter Umständen zu befürchtende labile Kreislaufsituation die Resorption des Insulins aus dem Fettgewebe behindern kann. Intramuskuläre oder besser noch intravenöse Insulingaben sind deswegen angezeigt. Für viele Ärzte verbindet sich der Begriff „Operation bei Diabetikern" mit der Folgerung „Unter allen Umständen Insulin spritzen". Dies ist nur bedingt richtig. Es unterliegt keinem Zweifel, daß unter Operationsbedingungen mehr Patienten einer Insulinbehandlung zugeführt werden müssen, als es der Verteilung von insulinbehandelten Patienten unter den Zuckerkranken entspricht. Andererseits darf man aber nicht vergessen, daß man mit Insulin keine prophylaktische Behandlung betreiben kann, die in der

Hypoglykämie enden würde, sondern stets die aktuelle Höhe des Blutzuckers im Auge behalten muß. Patienten mit Normoglykämie oder leichter Hyperglykämie sind also vor der Operation keinesfalls auf Insulin einzustellen. Rein diätetisch behandelte Diabetiker werden im allgemeinen vor der Operation nur dann insulinbedürftig werden, wenn ein infektbedingter Temperaturanstieg den Stoffwechsel entscheidend beeinflußt. Auch bei mit oralen Antidiabetica behandelten Diabetikern ist durchaus nicht immer eine präoperative Umstellung auf Insulin am Platze. Gerade bei Patienten, bei denen Operationen am Magen-Darm-Trakt erforderlich sind und die in den nächsten Tagen zumeist unterkalorisch und parenteral ernährt werden, bedeutet die vorübergehende Verringerung der Nahrungszufuhr oft den adäquaten Ausgleich zum notwendig werdenden Wegfall der oralen Antidiabetica. Im übrigen gilt für diese Patienten, daß Insulin kein Prophylakticum darstellt und daß der behandelnde Arzt sozusagen „mit der Spritze in der Hand" den postoperativen Verlauf zu überwachen hat, um die nun infolge des Operationsstress' mögliche Stoffwechselentgleisung rasch beheben zu können. Sicherlich ist eine intraoperative Hypoglykämie infolge Insulinbehandlung mehr zu fürchten als eine vorübergehende leichte Hyperglykämie, die sich postoperativ sofort ausgleichen läßt.

Als besonders bedeutungsvoll wird zu recht seit langem die Auffüllung der Glykogenreserven des Organismus vor der Operation angesehen. Dadurch kann der beim Diabetiker so gefährlichen Acidoseneigung am besten vorgebeugt werden. Aus verschiedenen Gründen sind wir dazu übergegangen, der Verabreichung von Laevulose den Vorzug zu geben, die wir zumeist als 10%ige Lösung unmittelbar vor, während und nach der Operation infudieren. Eine Reihe von Autoren berichtete über die bessere Verwertung der Fructose als der Glucose selbst bei leichteren Eingriffen. Darüber hinaus gelingt es, die Glykogendepots mit Fructose besonders rasch aufzufüllen, so daß notfalls bei einer sich anbahnenden Hypoglykämie die Fructose in sinnvoller Weise via Leberglykogen in Glucose umgewandelt und dem Organismus zur Verfügung gestellt wird. Die irrtümliche Meinung, daß Fructose zusammen mit Insulingaben kontraindiziert sei, weil allein die Glucose im Hirnstoffwechsel verwertet wird und bei Fructose-Insulin-Infusionen Hypoglykämiegefahr besteht, kann aufgrund dieser Überlegung ad absurdum geführt werden. Natürlich wird man bei Applikation von Fructose die Insulindosis niedriger zu halten haben als bei Glucosezufuhr, was aber eher für als gegen die Verabreichung des Fruchtzuckers spricht. Bei Diabetikern mit besonders instabiler Stoffwechselsituation und Acidoseneigung ist darüber hinaus der antiketogene Effekt der Fructose von Interesse. Ferner ist zu bedenken, daß Fructose das bessere Vehikel für Wasser darstellt, da die Fructoserückresorption in der Niere unabhängig von der des Traubenzuckers erfolgt und es somit nicht – wie bei Glucose-Infusionen – zu zusätzlichen Glucose-, Elektrolyt- und Wasserverlusten kommt. Bei Patienten, die innerhalb kurzer Zeit wieder Nahrung zuführen können, erweist sich die alleinige Zufuhr von ca. 1000 Calorien in Form von Laevulose – mit den üblichen Vitaminen verabreicht – als vollkommen ausreichend; eine zusätzliche Aminosäuren- und Fettzufuhr ist für diesen kurzen Zeitraum sicherlich nicht erforderlich.

Beachtung und Behandlung diabetischer Komplikationen

Hinsichtlich der Berücksichtigung der beim Diabetes mellitus besonders häufigen Zweiterkrankungen und Komplikationen können in diesem Rahmen nur einige allgemeine Angaben gemacht werden. So sehr oben betont wurde, daß gut eingestellte Diabetiker den Nichtdiabetikern hinsichtlich Operationsindikation und Prognose keineswegs unterlegen sind, so sehr ist doch andererseits darauf hinzuweisen, daß sich dieses günstige Bild bei Hinzutreten typischer diabetischer Komplikationen zu ungunsten der Zuckerkranken ändert. Im Vordergrund stehen dabei die Folgen der Mikro- und Makroangiopathie. Selbstverständlich bedingen Durchblutungsstörungen bei hochgradigen Gefäßveränderungen eine schlechtere Wundheilung in dem betroffenen Gebiet. Auch sind Gefahren durch Narkose und Operationsbelastung für einen Patienten mit der beim Diabetiker so häufigen und ausgeprägteren Coronar- und Cerebralsklerose sicherlich höher zu veranschlagen. Die bei Zuckerkranken oft vorgeschädigte Leber ist durch die modernen Narkosemittel sicherlich weniger gefährdet, als es früher der Fall war. Auch gelten hinsichtlich diabetischer Nierenerkrankungen im Grunde die gleichen Gefahren und die gleichen Therapiemaßnahmen wie für nierenkranke Nichtdiabetiker. Es sollte aber darauf geachtet werden, daß die Harnwegsinfekte mit der gefährlichen Folge der Pyelonephritis beim Zuckerkranken in einem erschreckenden Maße auftreten und daß aus diesem Grunde eine präoperative Verabreichung von wirksamen Antibiotica bei gefährdeten Patienten unbedingt angezeigt ist. Allzuoft entwickelt sich sonst unter dem Stress und der verminderten Resistenz nach der Operation ein rezidivierender Harnwegsinfekt. Ferner muß man wissen, daß sich nach einer Operation, die die Ausschaltung eines infizierten Körperteils zum Ziele hat (z. B. die Amputation eines Beines mit diabetischer Gangrän) der Insulinbedarf häufig innerhalb kürzester Zeit dramatisch reduziert. Mitunter kann man dann ein Absinken der Insulindosis feststellen, wie es sonst nur dem Geburtshelfer nach der Entbindung diabetischer Frauen geläufig ist, bei denen post partum die Insulindosis auf ein Drittel bis ein Fünftel der während der Schwangerschaft nötigen Insulinmenge absinken kann. Andere diabetische Komplikationen, wie z. B. ophthalmologische Erkrankungen, diabetische Polyneuropathie u. ä., bedürfen in diesem Zusammenhang keiner besonderen Besprechung.

Der günstigste Operationszeitpunkt

Es ist eigentümlich, daß die Wichtigkeit der Festlegung des günstigsten Operationszeitpunktes häufig unterschätzt wird. Gemeint ist hiermit nicht der der chirurgischen Situation entsprechende günstigste Zeitpunkt, wie er selbstverständlich bei akuten Notfällen durch den Operateur festzusetzen ist. Hier werden Internist und Anaesthesiologe nur sekundär beratend eingreifen können. Vielmehr ist die Rede von dem Zeitpunkt der Operation bei den hier zu besprechenden Fällen, die in möglichst idealer Weise für Anaesthesie und Operation vorbereitet werden sollen. Dabei hat zu gelten, daß – gemäß den obigen Ausführungen – eine ausgeglichene Stoffwechsellage ohne Acidoseneigung vorliegen soll. Internist und Anaesthesiologe haben darauf zu bestehen, daß unter Berücksichtigung der überall mehr oder weniger ausgeprägt vorhandenen personellen und organisatorischen Schwierigkeiten ein vernünftiger Operationstermin gewählt wird. In der Regel sollten Diabetiker zu Wochenanfang und in den frühen Morgenstunden operiert werden, damit die in vielen Fällen unvermeidlichen postoperativen Stoffwechselschwankungen durch Hinzuziehung bewährter Consiliarii und unter vollem Einsatz des Labors rasch ausgeglichen werden können. Ein unnötigerweise am Freitagnachmittag operierter Diabetiker mit instabiler Stoffwechsellage hat in den meisten Krankenhäusern erfahrungsgemäß geringere Chancen, in die für die postoperative Phase so wichtige gute Stoffwechselsituation zu gelangen, als der am Montagmorgen operierte Zuckerkranke.

Zusammenfassung

Aufgabe des vorliegenden Referates sollte sein, die Möglichkeiten hinsichtlich der Vorbereitung und Betreuung von Diabetikern, die einer Operation zugeführt werden sollen, aufzuzeigen. Es gibt keine Situation, bei der bei guter Stoffwechselführung der Diabetes mellitus per se als Kontraindikation für eine Operation anzusehen ist. Lediglich die mit dem Diabetes in mehr oder weniger engem Zusammenhang stehenden Zweiterkrankungen oder Komplikationen können eine Einengung des Indikationsbereiches bedingen. Die präoperative Stoffwechselregulierung mit fraktionierten Alt-Insulingaben und reichlicher Kohlenhydrat-(Laevulose-) Zufuhr ist ebenso erwünscht wie die Wahl des günstigsten Operationszeitpunktes.

Literatur

Abbott, W. E., H. Krieger, and S. Levey: Postoperative Metabolic Changes in Relation to Nutritional Regimen. The Lancet, April 5, pp. 704–707 (1958).

Ahnefeld, F. W., R. Frey, M. Halmágyi u. H. Kreuscher: Infusionstherapie und parenterale Ernährung bei chirurgischen Patienten. Dtsch. med. Wschr., Nr. **40**, 89 (1964).

CRAIG, J. W., M. MILLER, M. S. MACKENZIE, and H. WOODWARD: The influence of dietary carbohydrate deprivation on the metabolism of intravenously administered fructose and glucose in man. J. Clin. Invest. **27**, 118 (1958).

DRUCKER, W. R., CH. COSTLEY, R. STULTS, W. D. HOLDEN, J. CRAIG, M. MILLER, N. HOFMANN, and H. WOODWARD: Studies of carbohydrate metabolism during their anaesthesia. I. Effect of ether on glucose and fructose metabolism. Metabolism, Baltimore **8**, 827 (1959).

FREHNER, H.-U., T. WEGMANN, J. OBERHOLZER u. F. KERN: Diabetesprobleme in der Chirurgie. Schweiz. med. Wschr. **35**, 977 (1960).

KELEMEN, E., JR., I. SÀRDI, S. KOVÀCS u. P. SZENTGALI: Untersuchungen über die Rolle der Fructose in der i.v.-Ernährung Frischoperierter. Med. und Ernährg. **6**, 257–262 (1965).

LAWSON, L. J.: Parenteral Nutrition in Surgery. The Brit. J. of Surgery, Vol., 52, No. 10, p. 795 (1965).

MERTZ, D. P., and G. SCHETTLER: Parenterale Infusionstherapie. Dtsch. med. Wschr. **82**, 1343 (1957).

MILLER, M., J. W. CRAIG, R. W. DRUCKER, and H. WOODWARD: The metabolism of fructose in man. Yale J. Biol. **29**, 335 (1956).

MONCRIEF, J. A., K. B. COLDWATER, and R. ELMAN: Der Zuckerverlust im Harn bei postoperativen Laevuloseinfusionen. Arch. Surg. **67**, 57 (1953).

NACHTWEY, W.: Die praktische Organisation der klinischen Infusionstherapie mit Zucker- und Elektrolytlösungen (II). Med. Welt 24 (1963).

PEDEN, J. C., M. D. PAREIRA, L. BOND, and J. S. RILEY: Comparative utilization of intravenous fructose and invert sugar. Gastroenterology, Baltimore **30**, 804 (1956).

ROCKSTROH, H.: Untersuchungen zur postoperativen Verwertung von Laevulose und Glukose. Zbl. Chirurg. **82**, 27 (1957).

SAUER, H., u. O. SCHEIBE: Diabetesbehandlung bei operativen Eingriffen. Der Chirurg **39**, 337 (1963).

SCHAEFER, H.-F.: Probleme der prä- und postoperativen Stoffwechselführung bei Diabetikern. Der Chirurg **32**, 1631 (1960).

SCHEIBE, O.: Die Energiezufuhr im postoperativen Stadium. Langenbeck's Archiv. klin. Chir. **292**, 124 (1959).

SCHETTLER, G., u. W. SCHWARTZKOPFF: Klinische Grundlagen der parenteralen Ernährung. Dtsch. med. Wschr. **87**, 2667–2673 (1962).

STUHLFAUTH, K., A. ENGLHARDT-GOELKEL, K. PLESSNER, B. STEINHUBER, D. WOLLHEIM, V. STRUPPLER, F. PIRNER, C. O. NETZER u. K. L. TURBAN: Untersuchungen über die Störungen des Stoffwechsels nach Operationen und deren therapeutische Beeinflußbarkeit durch Kohlenhydrate. Zschr. klin. Med. **153**, 287 (1955).

— u. V. STRUPPLER: Über den Einfluß des Operationstraumas auf den Eiweiß- und Mineralstoffwechsel. Verh. Dtsch. Ges. inn. Med. **60**, 778 (1954).

SUNZEL, H.: Metabolic response to intravenous glucose and fructose in the immediate postoperative period. Acta chir. Scand. **115**, 325 (1958).

WEICHSELBAUM, T. E., R. ELMAN, and R. H. LUND: Comparative utilization of fructose and glucose given intravenously. Proc. Soc. Exper. Biol. Med. **75**, 816, New York 1950.

WOLFF, G.: Chirurgie und Fruchtzucker. Therap. Monat **8**, 365 (1960).

Die Häufigkeit des manifesten Diabetes mellitus in einem allgemein chirurgischen Krankengut

Von **A. Briem**

Aus der Abteilung für Anaesthesiologie (Vorstand: Univ.-Doz. Primarius Dr. V. Feurstein) und der II. Chirurgischen Abteilung (Vorstand: Hofrat Primarius Dr. J. Hohenwallner) der Landeskrankenanstalten Salzburg

Mit der Zunahme der Stoffwechselstörungen im letzten Jahrzehnt kommen auch in einer chirurgischen Abteilung viel häufiger Patienten mit solchen Begleiterkrankungen zu den verschiedensten operativen Eingriffen und dazu notwendigen Anaesthesieverfahren.

Da in mittelgroßen Krankenhäusern der Anaesthesist neben der Voruntersuchung des Patienten auch weitgehend die postoperative Betreuung durchführt, ist es wesentlich für ihn, über die Stoffwechselsituation des Operierten, im Speziellen über das Vorhandensein eines Diabetes mellitus oerientiert zu sein.

Er wird daher auch die Aufgabe haben, eine diabetische Erkrankung zu diagnostizieren oder auszuschließen. Daß ein auf Saccharum negativer Harnbefund einen Diabetes mellitus nicht ausschließt, ist allgemein bekannt. So hatte nur ein Drittel unserer manifesten Diabetiker eine Glykosurie.

Der manifeste Diabetes wird mit der mehrmaligen Blutzuckerbestimmung erfaßt. Da in unserem Krankengut bei weniger als einem Drittel der manifesten Diabetiker diese Krankheit auch bekannt war, so wäre eigentlich bei jedem aufgenommenen Patienten eine Blutzuckerbestimmung zu fordern. Übersteigt aber diese Routinebestimmung die Kapazität des Labors, so ist mit folgendem anamnestisch-klinischem Schema eine gewisse Auswahl der Patienten möglich, und zwar in Diabetes mellitus suspekte, und damit weiter zu Untersuchende, und solche ohne anamnestisch-klinische Anhaltspunkte.

Tabelle 1. *Anamnestische und klinische Verdachtssymptome auf Diabetes mellitus*

1. Familiäre diabet. Erkrankungen
2. Übergroßes Durstgefühl
3. Müdigkeit, Hautjucken, sept. Erkrankungen
4. Übergewicht
5. Bei Frauen: Tot-, Fehlgeburt, übergewichtige Kinder
6. Herzinfarkt, Gefäßstörungen
7. Patienten über 60 Jahre.

Auf diese Weise können Laborbestimmungen reduziert werden und es wird doch der Patientenkreis mit Verdacht auf Diabetes erfaßt und abgeklärt. Unsere routinemäßigen Blutzuckerkontrollen bei allen Patienten bestätigten, daß wir mit diesem Schema die manifesten Diabetiker auch wirklich erfassen konnten.

Tabelle 2

Gesamtzahl der Operationen	1062
Gesamtzahl der diabetischen Erkrankungen	155 = 14,6 %
Diabetes mellitus primär bekannt	46 = 4,3 %
Diabetes mellitus primär unbekannt	109 = 10,2 %

Die Zahl der manifesten bekannten und der manifesten von uns erst diagnostizierten diabetischen Erkrankungen beträgt in unserem chirurgisch-anaesthesiologischen Krankengut innerhalb eines halben Jahres bei 1062 Operationen: 14,6%. Während die bei der Krankenhausaufnahme bekannten manifesten Diabetes-mellitus-Erkrankungen nur 4,3% aus-

Tabelle 3

Operationen	Gesamtzahl	Nicht-diabet.	Alt-diabet.	Neu-diabet.	%	Lat. Diabet.
Gallenblase, Pankreas	114	58	7	31	33,3	18
Phlegmonen, Karbunkel	75	50	8	16	32	1
Schenkelhals	25	15	1	7	32	2
Venös. u. art. Gefäße	66	52	8	5	19,8	1
Dünn-Dickdarm, Abdomen	44	34	1	7	18,2	2
Verletzungen, Schädel	44	37	4	3	15,9	
Mamma	76	64	1	8	18,8	3
Hiatus-, Nabel-, Inguin-, Narbenhernien	123	102	3	11	11,4	7
Kleinchirurgie	69	61	3	4	10,1	1
Magen-Duodenum	87	71	4	7	12,6	5
Struma	68	61	2	3	7,3	2
Drüsen	17	16		1	5,9	
Appendix	194	184	4	5	4,6	
Haemorrhoiden, Fisteln	49	45		1	2,2	3
Lungen	6	6				
Urolog.	5	5				
Gesamtzahlen	1062	861	46	109		46

machten, sind die durch uns diagnostizierten manifesten Diabetiker mit 10,2% beziffert, doch eine erhebliche Zahl der gesamten operierten und damit anaesthesierten Patienten.

Hieraus ist die Aufteilung unserer manifesten Diabetiker auf die verschiedenen Krankheitsgruppen zu entnehmen, wobei wir die manifesten bekannten und die manifesten, erst bei uns diagnostizierten diabetischen Erkrankungen getrennt aufgeführt haben.

Unser Vorhaben, auch alle latenten Diabetiker zu erfassen, konnten wir aus labormäßigen Gründen nicht durchführen. Die latenten Diabetiker erscheinen daher nur unvollständig auf unserer Tabelle.

In den verschiedenen Krankheitsgruppen zeigte sich nun ein gehäuftes Auftreten einer diabetischen Erkrankung:

An 1. Stelle stehen die Gallenblasen-, Pankreas- und Lebererkrankungen mit 33% bei insgesamt 114 Fällen,

an 2. Stelle die septisch-chirurgischen Eingriffe mit 32% bei 75 Fällen,

an 3. Stelle Schenkelhalsoperationen mit 32% bei 25 Fällen,

an 4. Stelle Operationen an arteriellen und venösen Gefäßen mit 19% bei 66 Fällen und

an 5. Stelle schließlich die Dünndarm- und Dickdarm- sowie Abdominaloperationen.

Die drei letzteren betreffen hauptsächlich die Alterschirurgie. Aber auch in der Unfallchirurgie, die mit 15% Diabetikern belastet ist, muß an diese Begleiterkrankung gedacht werden.

Die am Rande der Tabelle angeführten latenten Diabetiker sind Patienten, die nach unserem anamnestisch-klinischen Schema diabetessuspekt waren und mit dem Tolbutamid-Test als positiv abgeklärt wurden. Dabei wissen wir, daß uns viele latente Diabetiker entgangen sind, die wir aus personellen Gründen nicht dieser Spezialuntersuchung unterziehen konnten.

Abb. 1 zeigt nun die Aufstellung der Patienten mit Diabetes mellitus nach Alter und Geschlecht. Dabei finden sich die diabetischen Erkrankungen gehäuft in den höheren Dezenien und bei Frauen.

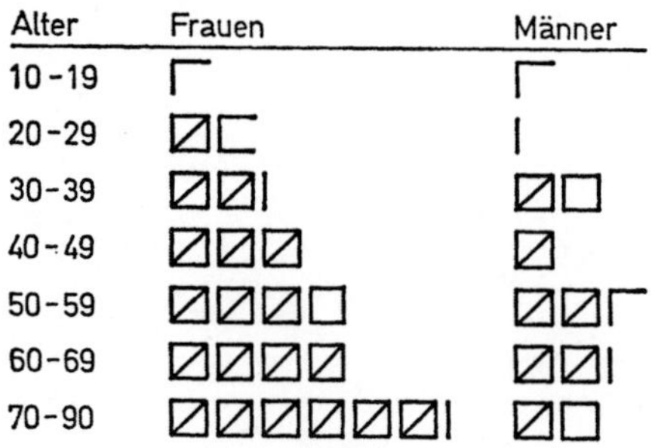

Alter	Frauen	Männer
10-19		
20-29		
30-39		
40-49		
50-59		
60-69		
70-90		

Abb. 1

Der manifeste Diabetes mellitus als Begleiterkrankung bei operativen Eingriffen ist relativ häufig. Die rechtzeitige Diagnose des Diabetes, seine gute Einstellung und die spezielle Behandlung machen ihn zur Begleiterkrankung und sollen keine Komplikation sowohl der chirurgischen wie anaesthesiologischen Maßnahmen darstellen.

Le traitement insulinique «jusqu'à la limite de la tolérance» du diabetique dans la chirurgie d'élection

Par **L. Appiani, C. Bonessa, L. Cremonini** et **P. G. Sironi**

Ospedale Maggiore «Policlinico» – Pad. E. Pasini – Milano –
Istituto di Ostetricia, Ginecologia e Pediatria «Regina Elena» – Milano

Le traitement du diabétique à l'occasion d'une intervention chirurgicale a toujours été un problème ardu, notamment en ce qui concerne les nécessités de la cure insulinique et du régime diététique, faute de directives univoques et précises en la matière.

Les opinions à ce sujet sont changeantes, parfois même contradictoires – la littérature le prouve clairement – au point de donner, en définitive, une impression de scepticisme et de méfiance.

Afin de résoudre ce problème, nous avons employé un procédé remarquable par sa simplicité méthodologique: le traitement insulinique «à tolérance», déjà expérimenté avec succès chez des sujets diabétiques et pré-diabétiques atteints d'affections morbides médicales et obstétricales. Ce traitement a pour but d'amener le diabétique à l'intervention dans des conditions analogues à celles d'un individu normal et de l'entretenir ensuite dans ces conditions en dépit des différentes causes de perturbation auxquelles il se trouve soumis.

Le traitement insulinique à tolérance consiste à administrer l'insuline à dose progressivement et uniformément croissante.

La dose initiale est de 4 unités avant chaque repas principal, à moins que le malade n'ait déjà été traité par l'insuline, auquel cas il faudra commencer par le dernier dosage administré. Les jours suivants, on augmente chaque dose de 4 unités, jusqu'à manifestation de quelque léger symptôme d'hypoglycémie (faim, somnolence, sueurs profuses, asthénie, etc.) aisément dissipé par l'absorption de quelques cuillerées à café ou morceaux de sucre.

Ces signes d'hypoglycémie avertissent que la limite de tolérance a été légèrement dépassée: ils se manifestent, en effet, dès l'addition de 4 unités à la dose parfaitement tolérée la veille. Il suffira donc, en pareil cas, de réduire de 4 unités le dosage. Lorsque cette réduction aura eu lieu pour toutes les doses, nous serons certains d'avoir fourni au malade toute l'insuline qu'il peut absorber sans éprouver aucun phénomène résultant d'intolérance (Tableau 1).

Tableau 1. *Schéma de traitement insulinique «à tolérance»*

Jour	Unités d'insuline		
	Matin (8 h)	Midi (12 h)	Soir (20 h)
1)	4	0	0
2)	8	0	0
3)	12 (diaphorèse)	0	0
4)	8	4	0
5	8	8	0
6)	8	12	0
7)	8	16	0
8)	8	20 (diaphorèse)	0
9)	8	16	4
10)	8	16	8
11)	8	16	12
12)	8	16	16 (diaphorèse)
13)	8	16	12
—	—	—	—
—	—	—	—
19)	8 (diaphorèse)	16	12 (diaphorèse)
20)	4	16 (diaphorèse)	8
21)	4 (diaphorèse)	12	8 (diaphorèse)
22)	0	12	4

La condition indispensable à l'exécution correcte de ce traitement, c'est que le régime alimentaire entretienne un apport constant de calories.

Cette méthode présente la caractéristique de se baser sur la réaction clinique individuelle (tolérance) à l'insuline et non sur la glycémie – qui d'ailleurs s'est révélée et se révèle quotidiennement un indice insuffisant, sous l'angle diagnostique et prognostique.

Méthode de traitement du diabète au cours de la chirurgie d'élection

L'application de la méthode ci-dessus dans le cadre chirurgical a exigé un certain nombre de modifications en vue de suivre la manifestation changeante de différentes situations endocrino-métaboliques et de différentes nécessités nutritives avant, pendant et après l'intervention. Nous sommes parvenus, de la sorte, à la technique schématisée plus loin (Tableau 2).

Pendant la phase pré-opératoire I, on parvient à la «saturation» insulinique graduelle par la méthode que nous venons de décrire. Les unités d'insuline employées par dose et *pro die* indiquent la mesure réelle du déficit insulinique dans les conditions d'alimentation choisies et le malade peut être considéré comme revenu à l'état normal.

La veille de l'intervention (phase pré-opératoire II), si le malad se trouve dans l'impossibilité d'absorber des aliments solides, les calories nécessaires devront être fournies par administration orale ou parentérale de glucose (150–300 g en moyenne). L'insuline sera dosée à raison d'une unité tous les 2–3 g de sucre; en d'autres termes, on pourra réaliser un rapport glucose-insuline (G/I) de 2/1 ou 3/1.

Tableau 2

Phase	Temps correspondant	Insuline	Alimentation
Phase pré-opératoire			
I	Journées précédant l'intervention	dose max. tolérée; voie hypodermique	régime fixe (alim. normale pr. diabétique)
II	Veille de l'intervention	rapport *glucose/insuline:* G : I = 2 : 1 par voie hypodermique et/ou veineuse (perfusion)	glucose *per os* et/ou par voie veineuse
phase per-opératoire			
I	Pendant l'intervention	rapport *glucose/insuline:* G : I = 1 : 2 par voie veineuse (perfusion)	glucose par voie veineuse
II	Jour de l'intervention	rapport *glucose/insuline:* G : I = 1 : 1 par voie veineuse (perfusion)	glucose par voie veineuse
phase post-opératoire			
I	du 1er au 3e jour après l'intervention	rapport *glucose/insuline:* G : I = 2 : 1 par voie veineuse (perfusion) et/ou hypodermique	glucose par voie veineuse et/ou *per os*
II	journées après le 3e jour	dose max. tolérée; voie hypodermique	régime fixe pour diabétique

Pendant les phases per-opératoires I et II, le rapport G/I atteint respectivement 1/2 et 1/1.

En particulier, si l'intervention est pratiquée le matin, l'insuline est administrée au cours de la même matinée en perfusion dans 500 ml de solution physiologique additionnée de glucose à 5%; si, par contre, l'intervention a lieu dans l'après-midi, on se comporte le matin comme pendant la phase préopératoire II.

Au cours des 24 heures qui suivent (phase per-opératoire II) le rapport G/I est réduit à 1/1 du fait de la réduction de la demande d'insuline; cette dernière est introduite par perfusion en même temps que la solution glucosée. Nous avons généralement administré à nos opérés 1500 ml dans les 24 heures (3 flacons de 500 ml de solution, à raison de 4–6 heures de perfusion par flacon).

Pendant la phase post-opératoire I, le rapport G/I est de 2 à 1.

Au cours de la phase post-opératoire II, on revient graduellement aux conditions de la période pré-opératoire I; nous avons constaté, par ailleurs, une réduction sensible de la tolérance à l'insuline.

Nous avons également procédé, chez nos malades, à des contrôles de l'évolution du taux glycémique journalier, qui s'est avérée entièrement satisfaisante. Le «seuil rénal» de glucose n'a été franchi que dans certains cas isolés et pendant un temps très court, avec apparition résultante d'une glycosurie modique.

Etude clinique

Notre documentation clinique en la matière totalise 38 sujets diabétiques d'âge compris entre 38 et 73 ans, soumis à des interventions de chirurgie élective.

Chez 18 de ces malades, le diabète n'avait pas été encore détecté; chez les 20 restants, le dépistage de cette maladie remontait au minimum à un mois et au maximum à 12 ans. Sept seulement des malades ont été en mesure de fournir des informations dignes de foi sur le traitement antidiabétique suivi jusqu'alors.

Nous avons constaté dans 24 cas la présence de complications diabétiques ou de manifestations morbides associées (obésité, hypertension, coronaropathie, rétinopathie, kraurose vulvaire, hyperthyroïdisme).

Les interventions effectuées peuvent se répartir comme suit:

— opération selon Bassini	6 cas
— reconstruction de la paroi abdominale	2 cas
— cholécystectomie	4 cas
— radicale bilatérale des sinus paranasaux	2 cas
— laryngectomie avec évidement ganglionnaire bi atéral	1 cas
— hystérectomie subtotale	3 cas
— hystérectomie totale avec annexectomie	12 cas
— plastique vaginale	8 cas

Pour l'évaluation des résultats, nous avons utilisé un groupe de contrôle constitué par des sujets non diabétiques du même âge, atteints des mêmes affections morbides à traitement chirurgical.

Anesthésie

La technique d'anesthésie générale suivie par nous peut être qualifiée d'*anesthésie mixte à caractère principalement neuroleptoanalgésique*, c'est-à-dire exploitant l'action de plusieurs médicaments complémentaires. Nous avons visé, en particulier, à débloquer la douleur et la réaction neurovégétative résultant du traumatisme chirurgical en limitant l'hypnose au minimum indispensable.

La pré-anesthésie est réalisée, en pareil cas, moyennant utilisation des médicaments suivants:

— neuroleptique (déhydrobenzopéridol) 0,1 mg/kg
— analgésique synthétique: Phentanil 0,001–2 mg/kg et pétidine 1–2 mg/kg
— prométazine 1 mg/kg
— sulfate d'atropine 0,25–0,5 mg
— barbiturique (dans les anesthésies régionales), 0,4 mg/kg de Nembutal.

Dans 12 cas, nous avons pratiqué l'anesthésie péridurale lombaire et sacrale à la lidocaïne et à la cétocaïne sans adrénaline.

Dans les cas restants, l'anesthésie a été réalisée par des doses très réduites de thiobarbiturique (100–200 mg) suivi d'un neuroleptique et d'un analgésique.

Dans les cas en question, l'intubation trachéale a été la règle lors de chaque intervention.

La relaxation musculaire a été obtenue, en cas de nécessité, par la succinylcholine ou le curare, selon la durée et les exigences de l'intervention.

Cette méthode a été menée à bien en ayant soin d'éviter la moindre manifestation d'hypoxémie et d'hypercapnie. En l'absence de respirateur automatique, nous avons assuré une ventilation manuelle constante et en excès du malade, même dans les cas où la curarisation n'a pas été effectueé.

Lorsque les circonstances ont nécessité une transfusion élective ou urgente (hémorragie, choc, etc.) de quelque fluide (sang, plasma, succédanés), nous avons installé *in situ* un autre «set» de manière à réserver l'autre voie à l'administration de solution glucosée et d'insuline.

Les contrôles glycémiques ont été effectués avant l'intervention, à 15′ de cette dernière et, plus tard, toutes les 30′ ainsi qu'à la fin de l'intervention et toutes les 4–6 heures pendant la première journée.

Résultats

Pendant l'intervention et au cours de la phase post-opératoire, tous les malades se sont comportés à l'instar des contrôles.

La glycémie est toujours demeurée dans les limites normales, sauf dans certains cas isolés.

L'acétonurie a toujours été absente.

Aucun trouble d'hyper-dosage insulinique n'a été constaté, même chez les malades difficiles.

Nous n'avons enregistré ni troubles hydro-électrolytiques, ni complications de nature septique.

Tous les malades ont quitté la clinique après un séjour moyen de 11 jours, chirurgicalement guéris et dans des conditions satisfaisantes de santé.

Considérations et conclusions

Sur la base de notre expérience, nous pouvons affirmer que la méthode du traitement insulinique «à la limite de la tolérance individuelle» s'est révélée pleinement efficace même au cours des interventions chirurgicales sur le sujet diabétique. Non seulement elle fournit, en effet, un apport approprié de calories, mais encore elle permet une administration d'insuline susceptible de déterminer chez le diabétique, en présence d'une intervention, un comportement à peu près analogue à celui du sujet sain. Nous n'avons jamais constaté, chez nos malades, aucune des redoutables «tempêtes métaboliques» qui caractérisent souvent les opérés diabétiques et exigent la prompte intervention thérapeutique de solutions potassiques, alcalinisantes, etc.

La méthode en question dégage le médecin du souci d'un contrôle rigoureux et incessant de la glycémie et d'autres constantes métaboliques; le traitement du diabétique devient plus aisé tout en demeurant sûr, à tel point que le malade pourrait être éventuellement suivi sans aucune nécessité d'enquêtes continuelles de laboratoire.

Nous souhaitons vivement, dans ces conditions, que cette technique – simplifiée et amplement expérimentée par nos soins – puisse multiplier ses applications.

Bibliografie

Anderson, G. E.: Surgical management of the diabetic. En: Clinical diabetes mellitus. M. Ellenberg, and H. Rifkin. McGraw-Hill Ed. 1962.

Auberger, H., et I. Fox: Influence de l'analgesie neuroleptique sur la tolerance du glucose sanguin de l'homme. IIème Congrès Européen d'Anesthesiologie Copenhague 8–13 aôut 1966.

Bonessa, C., L. Cremonini, L. Appiani e P. G. Sironi: Nuovi orientamenti nell'assistenza a paziente diabetica in chirurgia ginecologica elettiva. Min. Ginec. **18**, 542 (1966).

–, G. Mars et M. Morpurgo: Sur la signification des modifications électro-mécaniques et hématochimiques provoquées par le coma hypoglycémique chez des diabétiques cardioangiosclérotiques et hypertendus. J. Suisse de Médicine **46**, 1392 (1957).

– e E. Pannaggi: La terapia insulinica pre-ipoglicemica, nuovo metodo di cura e prevenzione delle arteriopatie obliteranti croniche. Ippocrate **1**, 3 (1962).

Chalnot, P., A. Larcan, J. M. Pirart, P. Vert et C. Ortalli: La réanimation des diabétiques en pratique chirurgicale. Conceptions physiopathologiques. Imperatifs thérapeutiques. Sem. Hôp. **37**, 1561 (1961).

De Lillo, F.: La chirurgia del diabetico. Tria, E.: Il diabete. Roma: Ed. Abruzzini 1957.

Gastineau, C. F.: The management of diabetes in the surgical patient. Med. Clin. North Amer. **46**, 1023 (1962).

Lassner, L.: L'anesthésie des diabetiques. Cahiers de Anesthèsiologie **1**, 69 (1953).

Laveneziana, D. e M. Varesi: Determinazione della glicemia in corso di N.L.A. Boll. Acc. Med. Lomb. **20**, 3 (1965).

Moore, F. D.: Metabolic care of the surgical patient. Saunders ed. 1959.

Nedey, F. D.: Réanimation pré et post-opératoire des diabétiques. Journées Ann. de Diabétologie. Hôtel Dieu, Flammarion Ed. 1963.

Pirart, J.: Modifications des besoins en insuline au cours de l'agression chirurgicale. Journées Ann. de Diabétologie Hôtel Dieu, Flammarion Ed. 1963.

Roversi, A. S., et C. Bonessa: Une nouvelle méthode de diagnostic du diabéte sucré manifeste et latente: l'éprouve de la diaphorèse et la thérapie insulinique pré-hypoglicémique. Le Diabète **8**, 354 (1963).

Roversi, A. S.: Du traitement insulinique du diabète et de ses complication. Presse Méd. **65**, 243 (1957).

— e E. Pannaggi: La prova della diaforesi per la diagnosi del diabete mellito latente e palese. Diabete **1**, 31 (1960).

Wheelock, F. C. e H. F. Root: Chirurgia e diabete; in Terapia del diabete mellito, Joslin E. P. e coll. ESI, Napoli 1962, p. 595.

Wylie, W. D., and M. G. Churchill-Davidson: Anestesia. Ed. CEA 1962.

Die internistisch-anaesthesiologische Zusammenarbeit bei der Operation von Diabetikern

Von **M. Loew** und **V. Kapfhammer**

Aus der Med. Klinik (Chefarzt: Prof. Dr. H. Hartert) und der Anaesthesieabteilung (Chefarzt: Dr. V. Kapfhammer) des Städtischen Krankenhauses Kaiserslautern

Bedingt durch zahlreiche Faktoren erleben wir im Laufe der letzten Jahre eine erhebliche Zunahme der Diabeteserkrankungshäufigkeit. Im klinischen Krankengut müssen wir damit rechnen, daß jeder 12. Patient an einer diabetischen Stoffwechselstörung leidet.

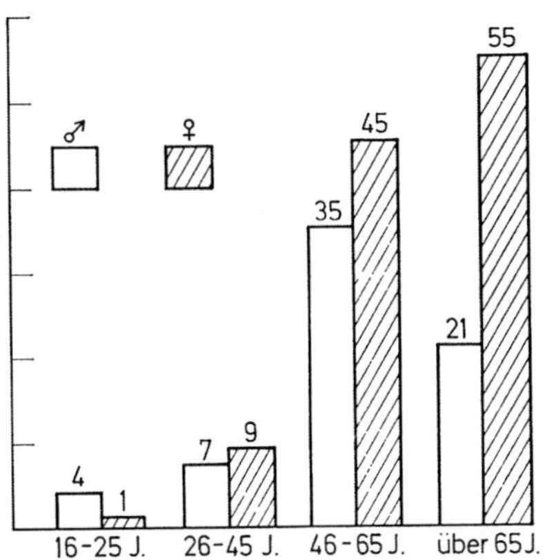

Abb. 1. Altersverteilung bei 177 Diabetespatienten. Von 2237 stationären Patienten eines Jahres waren 177 Patienten – jeder 12. – Diabetiker

Damit steigt auch die Zahl der Diabetiker, die sich einer operativen Behandlung unterziehen müssen. Die Erkennung eines bis dahin unbekannten Diabetes mellitus ist gerade im Hinblick auf eine operative Behandlung von besonderer Wichtigkeit. Bei jedem Patienten über 45 Jahren mit Adipositas, Hypertensionsneigung und evtl. auffälliger Gesichtsröte (Rubeosis), sollte – besonders bei Frauen – neben der üblichen Urinzuckerbestimmung der Blutzucker untersucht werden.

Zuckerkrankheit und Operationsbelastung wirken wechselsinnig aufeinander:

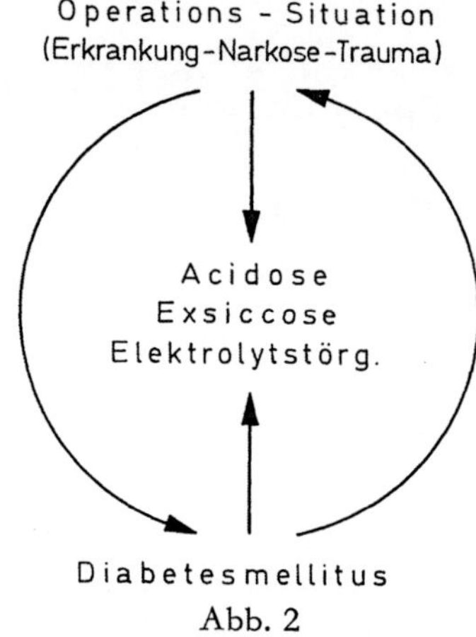

Abb. 2

Einerseits kann die diabetische Stoffwechselsituation den Operationserfolg gefährden, andererseits wird der Diabetiker selbst durch das Operationstrauma und die postoperative Phase vermehrt gefährdet.

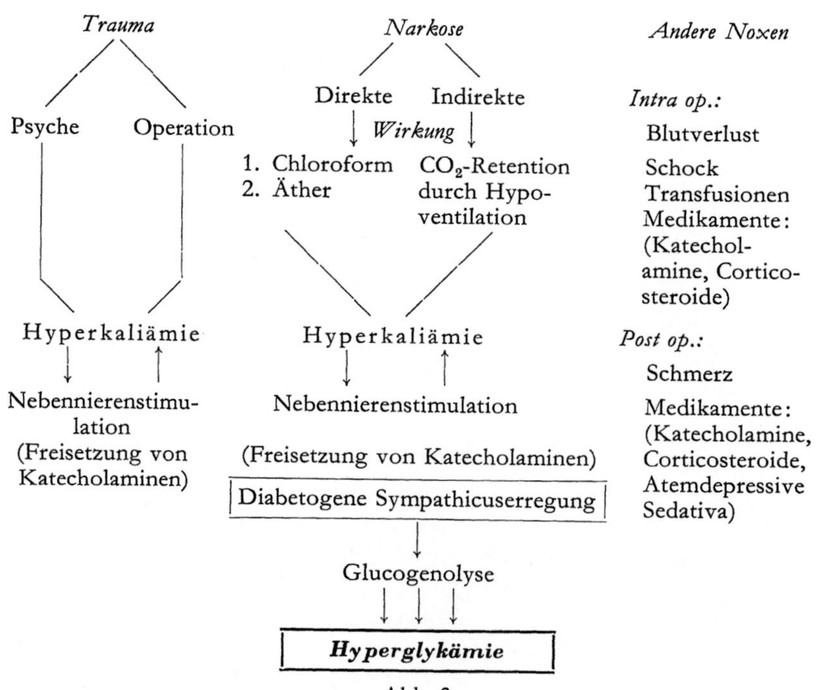

Abb. 3

Es sei erlaubt, kurz die wichtigsten Faktoren aufzuführen:

1. die Ketoacidose,

2. die Unterfüllung des Kreislaufs infolge des vermehrten Flüssigkeitsabstroms,

3. die Störung des Elektrolythaushaltes,

4. die erhöhte Infektanfälligkeit und

5. Veränderungen und eine Voralterung des Gefäßsystems mit Neigung zu Verschlußkrankheiten, besonders auch im Arteriolenbereich.

Operationstrauma, bestimmte Narkoseformen, Hypoxie, Schmerz und postoperative Elektrolytverschiebung, sowie ungenügende parenterale Flüssigkeits- und Kohlehydratversorgung wirken verschlimmernd auf die diabetische Stoffwechsellage ein und fördern die Stoffwechselentgleisung.

Man darf voraussetzen, daß während der Narkose bei optimaler Ventilation und guter Sauerstoffversorgung die diabetische Stoffwechsellage trotz mannigfaltiger Störeinflüsse praktisch unbeeinflußt bleibt. In der postoperativen Phase jedoch führt die vermehrte Lipolyse beim diabetischen Patienten zu einer erhöhten Acidosegefährdung. Insulinbedürftige Patienten sind deshalb grundsätzlich postoperativ ebenso sorgfältig zu behandeln, wie ein Diabetespatient im Präcoma; sie bedürfen intensiver Überwachung.

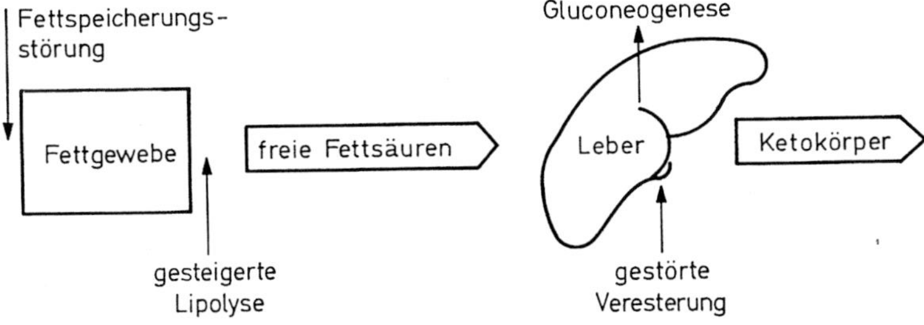

Abb. 4. Metabolische Acidose

Auf die zusätzliche Gefährdung des Kreislaufes, gerade in der postoperativen Phase durch den Diabetes, muß ebenfalls ausdrücklich hingewiesen werden.

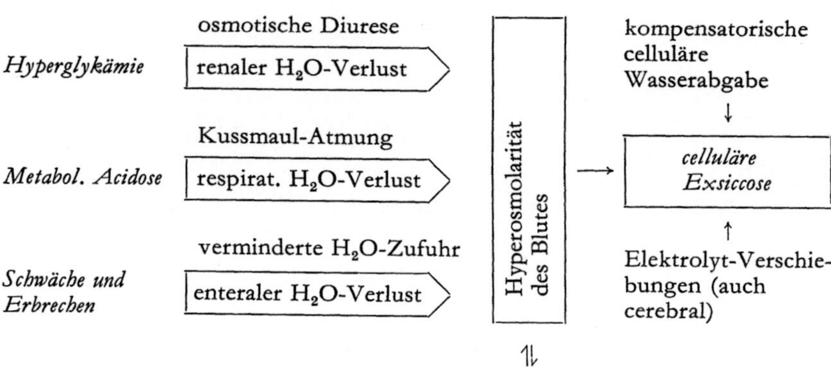

Abb. 5. Exsiccose

Hyperglykämie, eine evtl. – auch leichtere – Acidose und eine möglicherweise ungenügende parenterale Flüssigkeitszufuhr führen zur Exsiccose des Patienten mit ihren Folgen für Gehirn, Nieren und Herzkranzgefäße; Folgen, die gerade beim diabetischen Patienten mit arterio- oder arteriolosklerotischen Strombahneinengungen irreversibel sein können.

Nicht von allen an der Versorgung des operierten Diabetikers Beteiligten – bis hin zur Stationsschwester – darf man ausreichende Einzelkenntnisse in einer so entscheidenden und kritischen Situation voraussetzen.

Die Überprüfung der präoperativen Einstellung wird wohl immer Sache des konsiliarisch tätigen Internisten sein müssen, wobei dieser mit den chirurgischen Erfordernissen genügend vertraut sein muß.

Um aber im täglichen Routinebetrieb unsere an Zahl zunehmenden Diabetiker bestmöglich zu betreuen, sind klare Richtlinien wünschenswert. Sowohl der operierenden, als auch der vor- und nachbehandelnden Abteilung müssen eindeutige und in der täglichen Praxis durchführbare Anweisungen gegeben werden. Wir haben darum für unser Haus in Zusammenarbeit zwischen dem Anaesthesisten und Internisten ein Schema ausgearbeitet, welches sich uns bewährte und von dem wir glauben, daß es als Diskussionsgrundlage dienen kann.

Je nach Schweregrad der Krankheit, Diabeteseinstellung und weiterem Vorgehen haben wir unsere Patienten in 3 Gruppen eingeteilt.

Unter die erste Gruppe fallen solche Patienten, die allein mit Diät oder mit Tabletten ausreichend eingestellt sind. Falls diese Patienten unter Biguanidmedikation stehen, sind sie präoperativ auf Insulin umzustellen, da Biguanide eine verstärkte Acidoseneigung verursachen können. Eine generelle Umstellung auf Alt-Insulin halten wir für unzweckmäßig und zeitraubend.

Tabelle 1. *Präoperative Gruppeneinteilung der Diabetiker*

I.	Reine Diät und Tabletteneinstellung (Biguanide ausgenommen)
II.	Insulineinstellung weniger als 40 E/Tag
III.	Insulineinstellung mehr als 40 E/Tag

Die zweite Gruppe umfaßt die Patienten mit Insulingaben unter 40 E/Tag. Hierunter fallen auch jene Patienten, die bisher mit Tabletten behandelt wurden, unter dem Einfluß ihrer Erkrankung jedoch einen zusätzlichen Insulinbedarf haben.

Als dritte Gruppe wären zu nennen die insulinbedürftigen Diabetiker mit einer täglichen Dosis von über 40 E in einer oder mehrmals täglich durchgeführten Injektionen.

Wir streben die relaliv hohen Tagesblutzuckerwerte von 150–250 mg% als minimalen bzw. maximalen Wert an. Hypoglykämische Zustände müssen vermieden werden. Blutzuckerwerte über 300 mg% stellen ebenso wie eine Ketoacidose, außer in absoluten Notfällen, eine Gegenindikation gegen einen operativen Eingriff dar.

Soweit die insulinbedürftigen Patienten mit Depotinsulin hinreichend ausgeglichen eingestellt werden können – und das ist bei den meisten Kranken der Fall – belassen wir diese Depotinsulingaben soweit als möglich auch in der unmittelbaren Operationsphase. Lediglich die Insulinmenge wird am Operationstag reduziert; auch am Folgetag kann oft noch nicht die volle Insulinmenge verabreicht werden.

Wir haben versucht, unser Vorgehen bei diesen 3 Patienten-Gruppen ebenfalls zu schematisieren, wobei die Durchführung der Maßnahmen in die Hand des behandelnden Stationsarztes gelegt sind.

Nur die Gruppe 3 erhält am Morgen des Operationstages Insulin; wir geben aber nur die Hälfte der sonst üblichen Morgenportion in der Regel als Depot-Insulin.

Die Gruppen 1 und 2 erhalten am Operationstag kein Insulin. Eventuell im Laufe des Tages auftretende Blutzuckerspitzen werden durch zusätzliche Gaben von Alt-Insulin, je nach Lage der Situation abgefangen, bis das Stoffwechselgleichgewicht wieder hergestellt ist. Die Patienten aller 3 Gruppen werden regelmäßigen Blutzuckerkontrollen unterzogen, die um 8 Uhr morgens beginnen.

In Kliniken mit automatischer Blutzuckerbestimmung durch den Autoanalyzer ist es unbedingt notwendig, spätestens am Vortag das Labor von der geplanten Operation eines Diabetikers zu unterrichten. Die Werte dieser Patienten werden ebenso wie die der dringlichen internistischen Diabetespatienten in einem separaten Analysengang vordringlich bestimmt und telefonisch dem Anaesthesisten und Internisten mitgeteilt.

Tabelle 2. *Kontroll- und Behandlungsschema am Operationstag*

Gruppe	Insulin	Blutzucker-bestimmungen	Infusionsbehandlung
I	kein Insulin	8 Uhr 12 Uhr 17 Uhr	100–150 g Kohlehydrate als Laevulose Elektrolyte 1500-2000 ml Flüssigkeit/Tag
II	kein Insulin	8 Uhr 12 Uhr 15 Uhr 17 Uhr	150 g Kohlehydrate als Laevulose Elektrolyte 1500-2000 ml Flüssigkeit/Tag
III	Die Hälfte der sonst üblichen Morgen-portion (Depot-Insulin)	8 Uhr 12 Uhr 15 Uhr 17 Uhr	150 g Kohlehydrate als Laevulose Elektrolyte 1500-2000 ml Flüssigkeit/Tag

Der vermehrte Flüssigkeitsbedarf des Diabetikers und sein Bedarf an einer Mindestmenge von Kohlehydraten sollte genau beachtet werden. Wir geben deshalb normalerweise beim Erwachsenen 1,5–2 l Flüssigkeit als Dauertropfinfusion. Dieser werden 100–150 g Kohlehydrate in Form von Laevulose beigefügt.

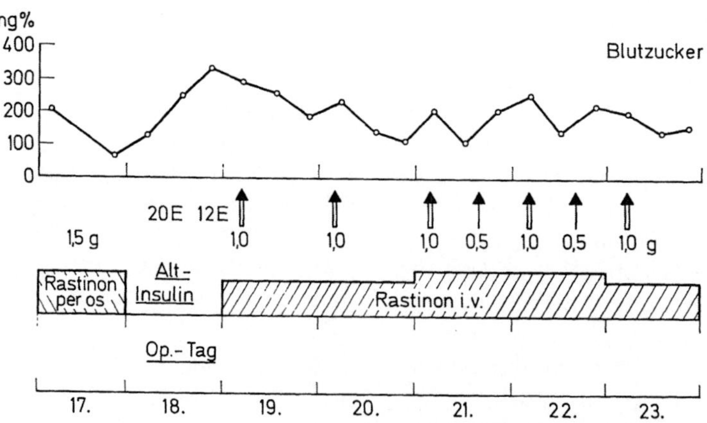

Abb. 6. Intravenöse Rastinongaben während der Nahrungskarenz Cholecystoektomie. Patientin Fr. St., August 1967

Da am ersten postoperativen Tage die meisten Patienten oral noch nicht genügend Flüssigkeit und Nahrung aufnehmen können, halten wir uns auch in dieser Zeit weiter an unser Schema. Für die Diabetespatienten mit

Tabletteneinstellung beginnt die postoperative Sulfonylharnstoffbehandlung wieder gleichzeitig mit der ersten Nahrungsaufnahme per os. Bei insulinbedürftigen Diabetikern kann um diese Zeit in der Regel die alte, vor der Operation übliche Insulindosierung gegeben werden. In geeigneten Fällen hat es sich uns bewährt, bei tabletteneingestellten Diabetikern auch unmittelbar postoperativ durch intravenöse Rastinongaben einen ausgeglichenen Blutzuckerspiegel zu erzielen.

Wir haben dieses Behandlungsschema seit über einem Jahr konsequent durchgeführt und konnten uns von seiner Zweckmäßigkeit sowohl für die betreuende Abteilung, als vor allem im Hinblick auf Operationsrisiko und postoperative Komplikationen überzeugen. Selbstverständliche Voraussetzung ist eine sinnvolle Organisation und die gute Zusammenarbeit aller beteiligten Disziplinen.

Besonderheiten der Narkoseführung beim Diabetiker

Von **H. Pflüger**

Aus der Anaesthesie-Abteilung (Direktor: Prof. Dr. med. H. Pflüger) am Krankenhaus Nordwest Frankfurt a. M.

Wenn Narkose und Operation beim Diabetiker heute weniger komplizierend in die Stoffwechsellage eingreifen und das Risiko für den Kranken damit nennenswert verkleinert worden ist, dann sind pedantische Vorbereitung, sorgfältige Wahl des Operationszeitpunktes und nicht zuletzt kritische Abwägung einzusetzender Narkosemittel und -methoden dafür verantwortlich. Dogmatische Richtlinien aufzustellen ist jedoch äußerst schwierig. Für den auf sich allein angewiesenen Anaesthesisten darf man aber bei allem Respekt vor der notwendigen und nützlichen Zusammenarbeit mit dem Internisten einige allgemein gültige Leitsätze zur Vorbehandlung aufzählen. Mit Ausnahme einer glucosehaltigen Infusion bei größeren Eingriffen bedarf ein unter oralen Antidiabetika stehender Patient keiner speziellen Prophylaxe. Auch der mit Depotinsulin behandelte Kranke muß nicht umgestellt werden, wenn Operation und Narkose weniger als 30 min Zeit in Anspruch nehmen. Bei umfangreicheren chirurgischen Manipulationen sollte jedoch seiner besseren Steuerbarkeit wegen dem wasserlöslichen Insulin der Vorzug gegeben werden. Um das einmal optimal austarierte Stoffwechselgleichgewicht behutsam erhalten zu können, darf der Diabetiker den ersten Platz im Operationsprogramm begehren. Die Sorgfalt des Anaesthesisten dient dann der Vermeidung aller dieses Gleichgewicht störenden Noxen.

Bei der Auswahl des Betäubungsverfahrens muß man, selbstverständlich in Abhängigkeit von Ort und Umfang des Eingriffes, zwischen Lokal- bzw. Leitungsanaesthesie und Allgemeinnarkose unterscheiden. Entschließt man sich zur örtlichen Betäubung, dann ist es ratsam, auf eine Adrenalinbeimischung zum Anaestheticum zu verzichten. Zwar handelt es sich durchweg um kleine Dosen, die langsam resorbiert und demzufolge in niedriger Konzentration pro Zeiteinheit wirksam werden, aber unterschiedliche Resorptionsgeschwindigkeiten und abweichende individuelle Ansprechbarkeit sind mit einem nicht kalkulierbaren Unsicherheitsfaktor verknüpft. Selbst vermeintlich geringe Mengen (Abb. 1) provozieren bereits beim Stoffwechselgesunden einen prompten Blutzuckeranstieg; Fox u. Auberger konstatierten darüber hinaus nach Adrenalininjektion zusätzlich noch eine Glucosetoleranzverminderung. Argumente genug, um bei der Durchführung von Lokal- oder Leitungsanaesthesien allergrößte Vorsicht walten zu lassen.

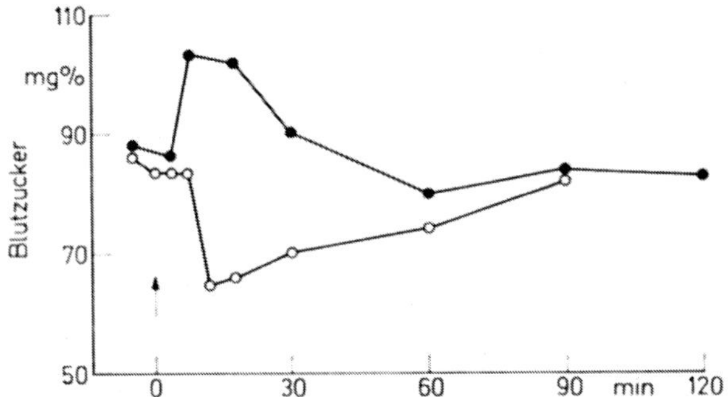

Abb. 1. Blutzuckerreaktion eines Stoffwechselgesunden auf Adrenalin- und Insulin-Injektion

Es versteht sich von selbst, daß unter der Allgemeinnarkose die Sorge, alle nach oben oder unten wirkenden blutzuckerverändernden Ursachen auszuschalten, an erster Stelle rangiert. Demzufolge muß das Narkosemittel kritisch ausgewählt und der Praktizierung einer exakten, ausgefeilten Narkosetechnik besondere Aufmerksamkeit gewidmet werden. In früheren Untersuchungen (PFLÜGER) haben wir bewiesen, daß CO_2-Retention eine Reaktionskette auslöst, die über Sympathicusstimulierung eine Adrenalinausschüttung hervorruft; diese wiederum leitet die Glykogenolyse mit entsprechender Hyperglykämie ein. Daß der Hyperkapnie dabei eine gewichtigere Rolle als der Hypoxie zukommt, läßt sich nicht nur durch CO_2-Einatmung (Rückatmung), sondern auch durch geeignete Hypoxieversuche bekräftigen. Die Einatmung niedriger Sauerstoffkonzentrationen im geschlossenen System (Abb. 2) ist bei wachen Versuchspersonen mit Atem-

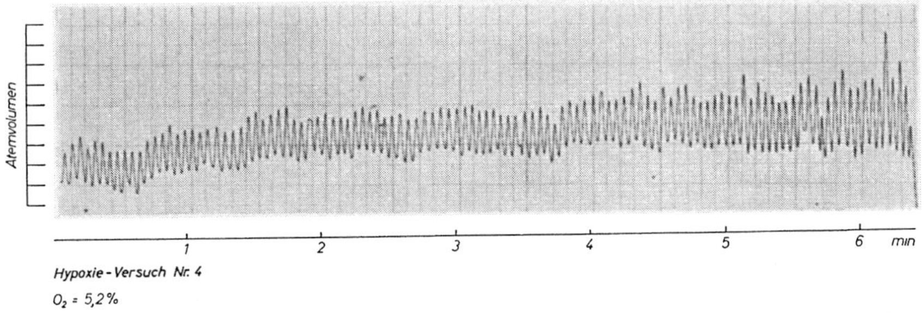

Abb. 2. Spirometerkurve bei Einatmung geringer O_2-Konzentrationen im geschlossenen System. Das Atemvolumen beträgt 250 ml pro Eichstrich

frequenzsteigerung und Volumenzunahme verbunden. Hypoxie ist, wie sie während der Narkose durchaus einmal vorkommen kann, in diesen Dimensionen praktisch mit keiner Blutzuckersteigerung gekoppelt (Versuchsperson 1, 2 und 3 in Tabelle 1); erst extrem niedrige Sauerstoffpartialdrucke

Tabelle 1. *Zusammenstellung aller Ergebnisse aus 4 Hypoxie-Versuchen an wachen, stoffwechselgesunden Versuchspersonen*

Versuchs-person	O_2Vol % Scholander	Kapazität	O_2 arteriell Vol.-% n. van Slyke	Sättigung %	Atmung f	V_t	Blutzuck. mg %	Blutentnahme
G. G.♀ 39	10,9	17,1	15,9	92,9	13	350	70,7	vorher
			15,03	87,9	18	375	72,9	nach 6′
			14,48	84,7	20	450	66,9	nach 15′
J. W. ♂ 36	8,2	17,93	16,66	92,9	12	600	104	vorher
			15,5	86,4	14	750	89,9	nach 7′
			16,32	91,2	15	900	95,7	n. 13,5′
B. S. ♀ 26	7,8	16,47	15,35	93,2	13	450	78,5	vorher
			14,1	85,7	15	600	78,1	nach 5′
			14,0	85,2	16	725	76,8	nach 9′
F. B. ♂ 22	5,2	17,84	16,69	93,6	17	400	79,6	vorher
			13,09	73,4	20	975	94,4	nach 6,5′

(Versuchsperson 4) aktivieren über die Chemorezeptoren die Sympathicuszentren in der Medulla oblongata und im Hypothalamus, wodurch dann ebenfalls die Glykogenolyse in Gang gesetzt wird.

Die meisten derzeit gebräuchlichen Narkosemittel rufen bei hinreichender Narkosetiefe eine mehr oder weniger extreme, zentrale Atemdepression hervor. Dementsprechend steigt der CO_2-Spiegel im Blut an und löst die erwähnte Reaktionskette aus. Abb. 3 zeigt dieses am klassischen Beispiel

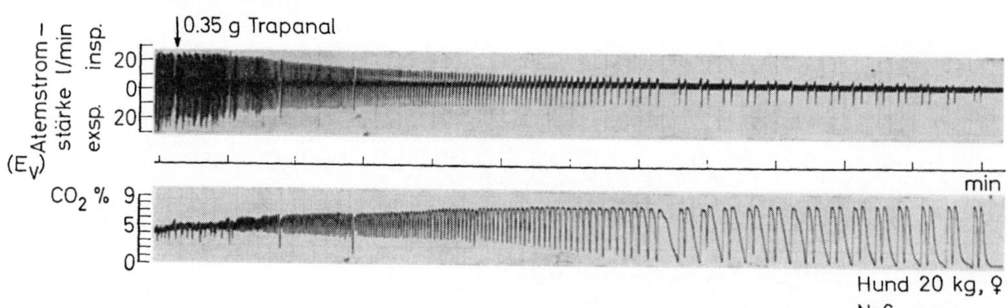

Abb. 3. Typische zentrale Atemdepression nach Barbituratinjektion mit Anstieg der exspiratorischen CO_2-Konzentration

der Barbituratinjektion, und Abb. 4 repräsentiert den gleichen, etwas milderen Effekt im Pneumotachogramm bei Spontanatmung unter Halothane-Narkose. Je schneller und intensiver die Hyperkapnie eintritt, um so deutlicher und um so höher macht sich der reaktive Blutzuckeranstieg bemerkbar. Beim eingestellten Diabetiker, der darauf viel empfindlicher und labiler anspricht, wird diese hyperglykämische Reaktion um so krasser auftreten, je länger die veränderte respiratorische Situation auf den Indikator einwirkt.

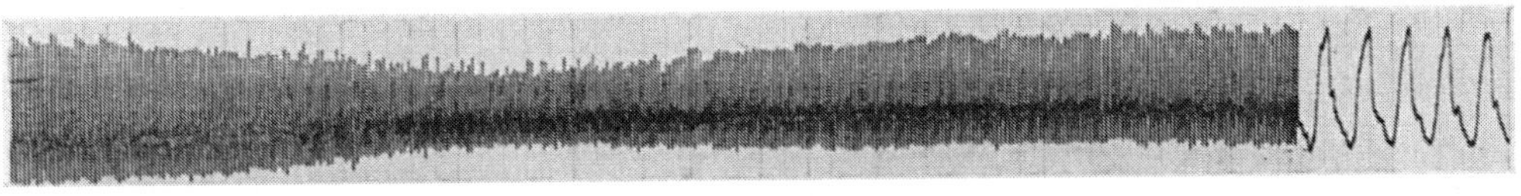

Abb. 4. Pneumotachogramm einer Atemdepression unter Halothane-Narkose (Spontanatmung)

Aber nicht nur hyper- sondern auch hypoglykämische Effekte werden durch zur Narkose applizierte Mittel herbeigeführt. So ruft beispielsweise die Injektion von 50 mg Hexamethonium beim Stoffwechselgesunden eine deutlich sichtbare Blutzuckererniedrigung hervor (Abb. 5). Hexametho-

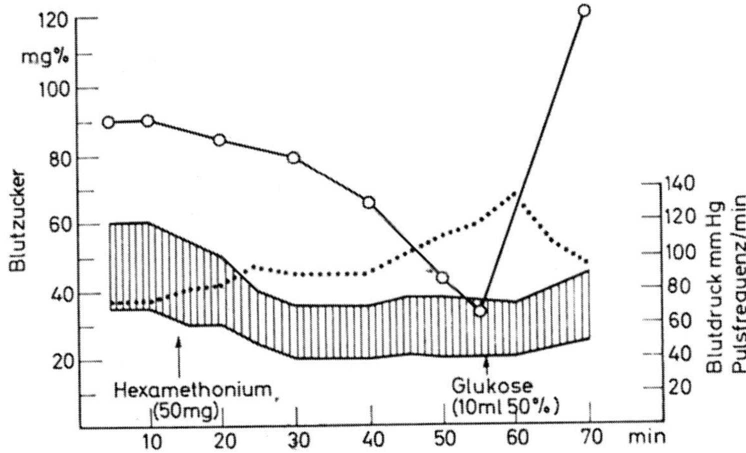

Abb. 5. Blutdruck- und Blutzuckersenkung durch Hexamethonium-Injektion

niumderivate oder ähnlich wirkende Pharma kommen auch heute noch bei der künstlichen Blutdrucksenkung in Narkose zur Anwendung. Für Dosierung und Injektionsintervalle dieser Mittel ist die Höhe des Blutdruckes ausschlaggebend, völlig unbeachtet bleibt dabei meist das Verhalten des

Blutzuckers (Abb. 6). In diesem Fall verdient die bei der spontanatmenden Patientin während der Narkose entstandene respiratorische Acidose besonderes Interesse (Tabelle 2). Normalerweise stimuliert die damit verbundene CO_2-Retention den Sympathicus in der eingangs geschilderten Weise. Hier wird jedoch durch die quaternäre Ammoniumverbindung Pendiomid offensichtlich eine Sperre in der Reaktionskette herbeigeführt. Nach Bein u. Meier, Konzett u. Rothlin hemmt Pendiomid nicht nur die autonome Nervenleitung beim Durchgang durch ganglionäre Synapsen und im Ganglienkomplex selbst entstehende Erregungen, sondern es blockiert auch die nervös bedingte Ausschüttung von Pressorhormonen aus der Nebenniere.

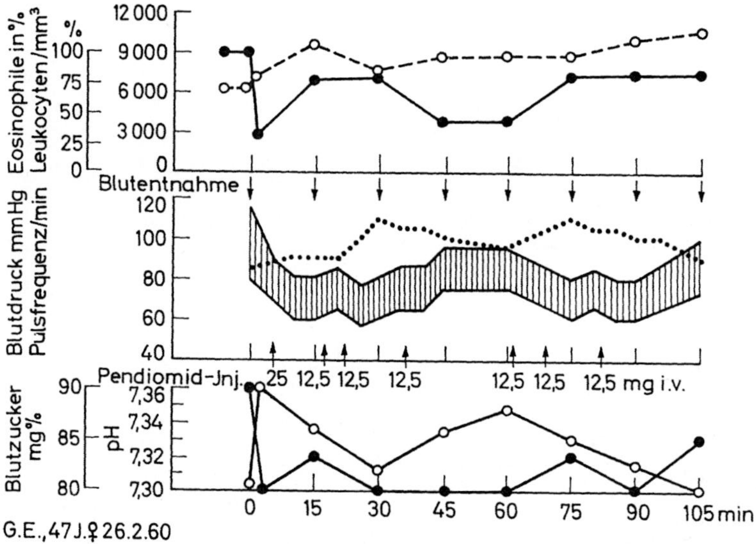

Abb. 6. Künstliche Blutdrucksenkung mit Pendiomid. Trotz respiratorischer Acidose (pH-Werte!) erfolgt keine Blutzuckererhöhung

Die Kenntnis des ganglienblockierenden Einflusses auf den Blutzucker läßt nun auch die wesentlich schwächere hyperglykämische Reaktion einzelner Narkosemittel leichter verstehen. Mehrere Autoren (Danieli, Maggi u. Zatelli; Gottlieb u. Sweet) beobachteten bei Methoxyfluran-anwendung nur einen unwesentlichen Blutzuckeranstieg gegenüber dem Ausgangswert. Dabei scheinen Narkosen, bei denen assistiert beatmet worden ist (Abb. 7 unten), sogar noch besser abzuschneiden. Ähnliches Verhalten gilt auch für Narkosen mit Halothane (Wenzel u. Pohlhaus; Gaudissart; Hunter). Beide Pharmaka dämpfen die Aktivität des sympathicoadrenalen Systems. Eine Tatsache, die sich klinisch deutlich an der leichten Hypotension und an der peripheren Vasodilatation manifestiert.

Tabelle 2. *Zusammenstellung der abgenommenen Werte bei Halothane-Narkose und Hypotension mit Pendiomid (vgl. Abb. 6). G. E., ♀ 47. Speichelcyste (Gl. Parotis) – Narkose mit Intubation, Fluothane* $-N_2O-O_2$, *Spontanatmung. Hypotension mit Pendiomid und Neigungslagerung*

Zeit	Blut-druck mmHg	Puls f/min	pH	Blut-zucker mg %	Leuko-cyten mm³	Eosinoph. mm³	Eosinoph. %	Pendi-omid mg i. v.
9.45	115/85	85	7,36	81	6200	40,6	100	
	Narkoseeinleitung-Intubation							
9.47	110/75	90	7,30	90	7200	12,5	30,8	
9.50	Operationsbeginn							25
10.00	80/60	92	7,32	86	9400	31,3	77	
10.04								12,5
10.08								12,5
10.15	80/60	110	7,30	82	7400	31,3	77	
10.22								12,5
10.30	95/75	100	7,30	86	8500	25,0	37,5	
10.45	95/75	96	7,30	88	8500	25,0	37,5	
10.47								12,5
10.53								12,5
11.00	80/60	110	7,32	85	8500	31,3	77	
11.08								12,5
11.15	80/60	100	7,30	82	9900	31,3	77	
11.20	Operationsende							
11.30	100/75	92	7,33	80	10200	31,3	77	

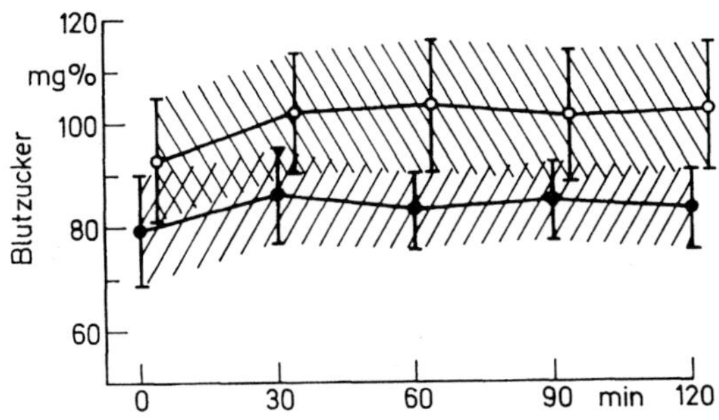

Abb. 7. Blutzuckerreaktion bei Narkosen mit Methoxyfluran. Oben: Spontanatmung; unten: assistierte Beatmung

Dem Dehydrobenzperidol spricht man ebenfalls eine starke adrenolytische Wirkung zu. Infolgedessen werden unter Neuroleptanalgesie im allgemeinen keine regelmäßigen und außergewöhnlichen Hyperglykämien beobachtet (München). Da Fentanyl als synthetisches Morphinderivat nicht nur einen den Blutzucker steigernden Effekt, sondern auch eine außergewöhnlich intensive Atemdepression entfaltet, müssen die Patienten in NLA ohnehin beatmet werden. Optimale Beatmung, das wurde wiederholt betont, schaltet die Mehrzahl der die Narkosehyperglykämie heraufbeschwörenden Noxen aus bzw. läßt diese gar nicht erst zur Wirkung kommen. Versucht man, die bisherigen Erkenntnisse zur Narkoseführung einmal auf einen gemeinsamen Nenner zu bringen, dann ergibt sich folgendes Bild (Abb. 8):

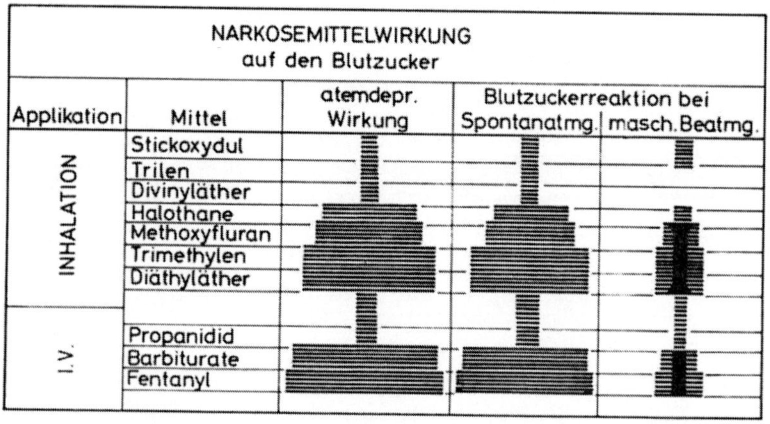

NARKOSEMITTELWIRKUNG auf den Blutzucker				
Applikation	Mittel	atemdepr. Wirkung	Blutzuckerreaktion bei Spontanatmg.	masch. Beatmg.
INHALATION	Stickoxydul			
	Trilen			
	Divinyläther			
	Halothane			
	Methoxyfluran			
	Trimethylen			
	Diäthyläther			
I.V.	Propanidid			
	Barbiturate			
	Fentanyl			

Abb. 8. Fast alle Anaesthesiemittel führen eine zentrale Atemdepression herbei. Bei aufrechterhaltener Spontanatmung entwickelt sich eine unterschiedlich starke Narkosehyperglykämie. Wird Narkosebeatmung ausgeführt, dann weichen die Glucoseäquivalente nur minimal vom Ausgangswert ab

Die für länger dauernde Narkosen derzeit in Frage kommenden Mittel werden entweder per inhalationem oder auf intravenösem Wege appliziert. Bis auf wenige äußerst flüchtige Inhalationsnarkotica führen alle bei entsprechender Narkosetiefe zu einer mehr oder weniger ausgeprägten zentralen Atemdepression. Parallel zu dieser Atemdepression entwickelt sich die Narkosehyperglykämie. Dabei begleitet die halogenierten Narkotica Halothane und Methoxyfluran infolge ihrer ganglioplegischen Komponente eine Blutzuckererhöhung geringeren Ausmaßes. Geht man von der Spontanatmung ab und führt eine optimale Narkosebeatmung der Patienten aus, dann ist das Maß möglicher Blutzuckersteigerung nicht nur äußerst gering, sondern die unter der Beatmung entstehende respiratorische Alkalose übt sogar einen pseudo-insulinähnlichen Effekt mit leichtem Blutzuckerabfall aus. Die Konsequenz besteht darin, beim Diabetiker die Allgemeinbetäubung mit Intubation und fachgerechter Beatmung vorzunehmen. Dem ausgewählten Narkoticum kommt dabei eine weniger entscheidende Bedeutung zu.

Unbeantwortet blieb bisher die Frage, welche Allgemeinbetäubung ist beim Diabetiker zu einem Kurzeingriff, der nicht in Lokalanaesthesie ausgeführt werden kann, zu empfehlen. Nach dem bisher Gesagten bietet sich das Propanidid direkt dazu an (Abb. 9). Die bei 4 Stoffwechselgesunden

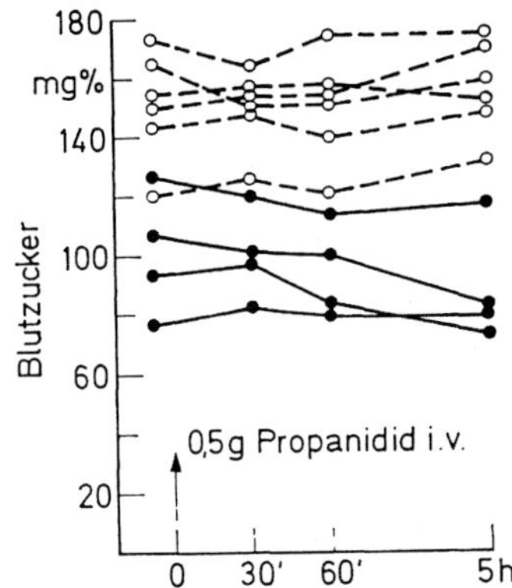

Abb. 9. Blutzuckerreaktionen nach Propanidid-Kurznarkose bei Stoffwechselgesunden und Diabetikern

und 6 Diabetikern angestellten Blutzuckeranalysen weisen minimale Abweichungen, praktisch unveränderte Ergebnisse auf. Damit werden auch die von HARRFELDT publizierten Resultate bestätigt. Unter der Propanidid-Kurznarkose bleibt also der Gasaustausch im wesentlichen unbeeinträchtigt. Damit gewinnt die Erhaltung ungestörter Ventilationsverhältnisse während der Narkose besonders beim Diabetiker entscheidende Bedeutung zur Bewahrung einmal erreichten Stoffwechselgleichgewichtes.

Literatur

BEIN, H. J., u. R. MEIER: Anaesthesist **3**, 25 (1954).

DANIELI, G. G., U. MAGGI, and R. ZATELLI: Rass. Int. Clin. Ter. **45**, 1213 (1965).

FOX, I., and H. AUBERGER: Acta anaesth. Scand., Suppl. **XXIII**, 3 (1966).

GAUDISSART, M.: Acta anaesthesiol. belg. **1**, 41 (1962).

GOTTLIEB, J. D., and R. B. SWEET: Can. Anaes. Soc. J. **11**, 7 (1964).

HARRFELDT, H. P., in K. HORATZ, R. FREY u. M. ZINDLER: Die intravenöse Kurznarkose mit dem neuen Phenoxyessigsäurederivat Propanidid (Epontol). Berlin-Heidelberg-New York: Springer 1965.

HUNTER, A. R.: Brit. J. Anaesth. **31**, 490 (1959).

KONZETT, H., u. E. ROTHLIN: Experientia **9**, 405 (1953).

MÜNCHEN, I., in W. F. HENSCHEL: Die Neuroleptanalgesie. Berlin-Heidelberg-New York: Springer 1966.

PFLÜGER, H.: Anaesthesist **13**, 129 (1964).

WENZEL, M., u. E. POHLHAUS: Anaesthesist **14**, 201 (1965).

Zur Rationalisierung der Infusionstherapie beim operativen Diabetiker

Von **H. Bergmann**

Aus dem Institut für Anaesthesiologie des Allgemeinen öffentlichen Krankenhauses der Stadt Linz/D. (Vorstand: Prim. Doz. Dr. H. Bergmann)

Die Problematik der Infusionsbehandlung des operativen Diabetikers wird heute im wesentlichen durch 3 Faktoren bestimmt:

1. durch die *Häufung operativer Eingriffe bei Diabetikern*, die sich aus der bekannten absoluten Zunahme dieser Stoffwechselstörung, aber auch aus der Ausweitung und steigenden Bedeutung der Alterschirurgie erklärt. (Bergmann [2], Celio u. Plenk [4], Naegeli [10], Nissen [11] u. a.)

2. durch die *erweiterten Erkenntnisse* über Notwendigkeit, Ausmaß und Zusammensetzung einer kurzfristigen *postoperativen Infusionstherapie* oder einer prolongierten *parenteralen Ernährung*. (Ahnefeld u. Mitarb. [1], Dohrmann [5], Frey u. Halmágyi [6], Mischel [9], Steinbereithner [13], Wiemers [15], Wretlind [16] u. a.)

3. durch die Tatsache, daß eine solche Infusionsbehandlung sowohl den *allgemein gültigen Bedürfnissen* der postoperativen Phase *angepaßt* werden muß als auch die *besonderen Stoffwechselverhältnisse* des Diabetikers zu *berücksichtigen* hat.

Um diesen Anforderungen gerecht werden zu können, halten wir uns bei der Betreuung des operativen Diabetikers an folgende *Grundsätze*:

1. Ein Stoffwechselgleichgewicht ist vor jedem nicht dringlichen Eingriff anzustreben. Überhastete elektive Chirurgie ist abzulehnen, auch der „leichte" Diabetes darf nicht vernachlässigt werden.

2. Die präoperativ erreichte gute Einstellung darf sich durch die Operation und den postoperativen Verlauf nicht verschlechtern. Auswahl der Narkosetechnik (Neuroleptanalgesie) und Qualität der Narkoseführung selbst (Vermeidung von Hypoxie, Hyperkapnie und Schock) sind hierzu ebenso wichtig wie die Aufrechterhaltung und exakte Tagesverteilung der gewohnten Kohlehydratzufuhr während und nach der Operation sowie die sofortige Berücksichtigung eines etwa erhöhten Insulinbedarfes.

3. Organisatorische Maßnahmen sind zu diesem Zwecke mindestens genau so bedeutsam wie die Stoffwechselprobleme selbst: nicht dringliche Eingriffe bei Diabetikern müssen an den Beginn des täglichen Operationsprogrammes gestellt werden, häufige Blutzuckerbestimmungen sind erforderlich und können nur als „bed-side Methode", analog der Astrup-Untersuchung im Rahmen der Anaesthesieabteilung selbst durchgeführt, wirklich zufriedenstellen.

4. Von der vorgesehenen Dauer der parenteral erforderlichen Zufuhr von Flüssigkeit, Nährstoffen bzw. Calorien und Elektrolyten wird die Bedeutung der einzelnen Infusionsbestandteile ganz wesentlich abhängen: eine kurzfristige Infusionstherapie macht ein Eingehen auf Calorienprobleme überflüssig, jede länger dauernde Infusionsbehandlung erfordert erhöhte Berücksichtigung einer ausreichenden calorischen Zufuhr im Sinne der „vollständigen" parenteralen Ernährung.

Zur *Realisierung dieser Grundsätze* hat sich uns schließlich folgendes *Vorgehen* bei einem jährlichen Anfall von 120–150 operativen Diabetikern praktisch bewährt:

1. *Abklärung der Kompetenzen*

An den Beginn aller Bestrebungen muß die *Schaffung klarer Richtlinien* gestellt werden, die den Gegenbeheiten des jeweiligen Krankenhauses entsprechen. Kompetenzschwierigkeiten und daraus resultierende Unregelmäßigkeiten oder Versäumnisse bei der Infusionsbehandlung schaden dem Patienten und sind unter allen Umständen zu vermeiden.

In unserem *eigenen Bereich* stellt der Internist den Patienten präoperativ ein. Vom Operationstag angefangen, übernimmt der Anaesthesiologe für die Dauer der parenteralen Ernährung die Überwachung der Infusionstherapie einschließlich der Diabetesbetreuung. Jede Zweigeleisigkeit ist dadurch ausgeschlossen, Zeitverluste durch wiederholte Rücksprachen und unnütze Belastung aller Beteiligten werden vermieden, der oft schrittweise Übergang von der intravenösen zur peroralen Zufuhr kann ohne Schwierigkeiten bewältigt und gesteuert werden.

2. *Praktische Durchführung und Überwachung der Infusionstherapie*

Am Ausmaß und an der Tagesverteilung der vor der Operation zugeführten Kohlehydrate wird während der Infusionsperiode im Prinzip nichts geändert. Die Altinsulin-Menge richtet sich nach den mehrmals täglich bestimmten Blutzuckerwerten und wird nicht s. c. verabreicht sondern grundsätzlich der Infusion zugesetzt.

Diese Applikationsart wurde der postoperativen Resorptionsverhältnisse wegen gewählt und gewährleistet ein zeitlich und mengenmäßig mit der

Kohlehydratzufuhr genau übereinstimmendes Hormonangebot. Von der Richtigkeit unserer Anschauung konnten wir uns anhand eines *Testes* überzeugen (Abb. 1):

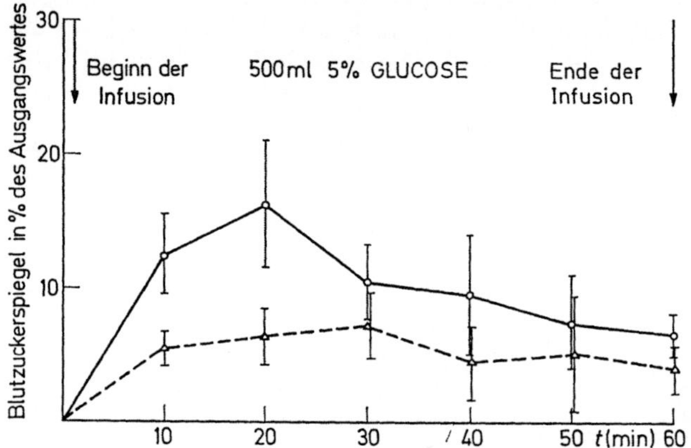

Abb. 1. Verhalten des Blutzuckerspiegels während Glucoseinfusion (n = 10). O—O Insulin s. c. △---△ Insulin i. d. Infusion

Bei 10 Patienten, Diabetikern mit graduell und profilmäßig ähnlicher Stoffwechselstörung (NBZ zwischen 150 und 180mg%, Mittagswert zwischen 200 und 250 mg%) wurde das Verhalten des Blutzuckerspiegels während der i. v. Zufuhr von 500 ml 5% Glucose innerhalb 1 Std an 2 aufeinanderfolgenden Tagen der postoperativen Periode überprüft. Am ersten Tag wurde das Insulin zum Zeitpunkt des Infusionsbeginnes s. c. verabreicht, am nächsten Tag der Infusion selbst zugesetzt. Der Verlauf der Blutzuckerwerte, in Prozent des Ausgangswertes dargestellt, zeigt eine deutlich ungünstigere Form bei der s. c. Applikation. In diesem Zusammenhand soll auf die Untersuchungen von BRUNFELDT u. Mitarb. [3] hingewiesen werden, wonach es beim Insulinzusatz zu Infusions-Glasflaschen zu einer Adsorption des Hormons an der Oberfläche des Infusionsgerätes und damit zu einer Minderung der Insulinwirkung um etwa $^1/_4$ kommen kann.

3. Zusammensetzung der Infusionslösung

Bei *kurzdauernder* Infusionstherapie deckt eine 5% Glucose mit entsprechendem Elektrolytzusatz in der postoperativ üblichen Menge von 2–2,5 l pro die sowohl den Kohlehydrat- als auch den Flüssigkeitsbedarf des frischoperierten Diabetikers. Eine wesentlich komplexere Problematik zeigt jedoch die *prolongierte* Infusionsbehandlung, die sowohl ausreichende Calorienzufuhr als auch eine günstige Relation der Nährstoffe sicherstellen soll. Zusatz von Fructose, Sorbit und Xylit (MEHNERT [7], MEHNERT u.

Mitarb. [8], Schettler u. Schwartzkopff [12], Stuhlfauth u. Mitarb. [14]) ermöglicht auch beim Diabetiker eine Erhöhung der Gesamt-KH-Menge und läßt eine bessere Ausnützung der gleichzeitig verabreichten Aminosäuren erreichen. Auch die Verwendung von Fettemulsionen scheint und schließlich vertretbar, wenn eine Menge von 50 g Fett pro die, fraktioniert verabreicht, nicht überschritten wird und eine Ketosegefährdung damit ausgeschlossen werden kann.

Zusammenfassend läßt sich also sagen, daß die diabetische Stoffwechselstörung zusammen mit den Veränderungen des postoperativen Syndroms einen Zustand darstellt, dessen schädliche Auswirkungen die Infusionstherapie beim operativen Diabetiker zweifelsohne erschweren. Bei pathophysiologischem Verständnis für die vorliegende Situation, klaren organisatorischen Richtlinien und exakter Bilanzierung und Überwachung sinnvoller Infusionskombinationen ist man jedoch in der Lage, auch in solchen Fällen erfolgreich zu bestehen.

Literatur

1. Ahnefeld, F. W., R. Frey, M. Halmágyi u. H. Kreuscher: Dtsch. med. Wschr. **89**, 1871 (1964).
2. Bergmann, H.: Anaesthesist **12**, 233 (1963).
3. Brunfeldt, K., P. Horsdal, K. R. Jørgensen u. J. E. Poulsen: Nord. med. **74**, 843 (1965).
4. Celio, A., u. A. Plenk: Wien. med. Wschr. **107**, 129 (1957).
5. Dohrmann, R.: Anaesthesiologie und Wiederbelebung **6**, 75 (1966).
6. Frey, R., u. M. Halmágyi: Anaesthesiologie und Wiederbelebung **6**, 61 (1966).
7. Mehnert, H.: Anaesthesiologie und Wiederbelebung **6**, 28 (1966).
8. —, K. Stuhlfauth, B. Mehnert, R. Lausch u. W. Seitz: Klin. Wschr. **37**, 1138 (1959).
9. Mischel, E.: Mels. med. pharm. Mitt. Wiss. u. Praxis, H. **98**, 2200 (1962).
10. Naegeli, Th.: Medizinische **1958**, 673, 679.
11. Nissen, R.: Dtsch. med. Wschr. **78**, 1651 (1953).
12. Schettler, G., u. W. Schwartzkopff: Dtsch. med. Wschr. **87**, 2667 (1962).
13. Steinbereithner, K.: Wien. klin. Wschr. **77**, 967 (1965).
14. Stuhlfauth, K., H. Mehnert u. Ch. Pette: Med. Welt Nr. **25**, 1367 (1960).
15. Wiemers, K.: Mels. med. pharm. Mitt. Wiss. u. Praxis H. **93**, 1967 (1960).
16. Wretlind, K. A. J.: Acta physiol. Scand. **27**, 189 (1952).

Dringlichkeitsanaesthesie beim Diabetes mellitus

Von **J. Wawersik**

Aus der Abteilung für Anaesthesiologie (Vorstand: Prof. Dr. O. H. Just) an der Chirurgischen Universitätsklinik Heidelberg

Die besonderen Schwierigkeiten der Dringlichkeitsanaesthesie beim Diabetes mellitus ergeben sich in erster Linie aus dem Umstand, daß die Narkosen im allgemeinen ohne die wünschenswerte internistische Vorbereitung und ohne eine gründliche präoperative Beobachtung der Stoffwechsellage durchgeführt werden müssen.

Es hat sich jedoch gezeigt, daß beim Diabetiker zumindest kurzfristige Allgemeinnarkosen ohne spezifische Komplikationen toleriert werden. Das gilt vor allem für den diätetisch oder durch orale Antidiabetika kompensierten Diabetes, mit Einschränkung auch für den milden Insulinmangeldiabetes und die Übergangsformen.

Grundsätzlich ist jeder Diabetiker insbesondere auch bei ambulanten Narkosen (Wawersik 1967) in der gleichen Weise vorzubereiten wie der Nichtdiabetiker, d. h. präoperative Nahrungskarenz für 4–6 Std und übliche Prämedikation. Auch für die Narkosetechnik gelten im Prinzip die gleichen Regeln wie bei jedem anderen Patienten. Insbesondere eine spezielle Kontraindikation gegen Barbiturate besteht bei adäquater Handhabung nicht (Weimann u. Schneeweiss 1957).

Jeweils 1 Std vor und nach einer Narkose ist bei jedem Diabetiker der Blutzucker zu bestimmen und der Urin präoperativ auf Acetonkörper zu untersuchen. Besteht Anhalt für eine Acidose, sollten pH und Standardbikarbonat im arteriellen Blut gemessen werden.

Als Kontraindikationen gegen eine sofortige Narkose gelten:

1. Eine manifeste oder drohende Stoffwechseldekompensation.

2. Eine bestehende oder soeben überwundene hypoglykämische Phase.

3. Ein Schock nach Verletzung, Blutung oder wegen Anhydrämie.

In diesen Fällen müssen auch dringliche Operationen zugunsten der Allgemeinbehandlung mindestens 4–6 Std, besser noch 8–12 Std hinausgeschoben werden.

Wegen der Nahrungskarenz ist bei nicht insulinbedürftigen Diabetikern im allgemeinen keine besondere Substitutionstherapie notwendig. Flüssigkeit sollte gegebenenfalls in Form geeigneter Elektrolytlösung infundiert werden.

Auch beim wenig insulinbedürftigen Diabetes ist normalerweise keine gezielte calorische Substitution erforderlich, wenn die Nahrungskarenz nur 24–48 Std andauert. Zur Prophylaxe einer Acidose hat sich die Zufuhr von 50–75 g Laevulose als 5%ige Lösung bewährt (MOHNIKE 1960).

Beim schweren Insulinmangeldiabetes ist eine hohe Glucosezufuhr unter entsprechender Insulinsubstitution unerläßlich. Anderenfalls kann es sehr schnell zur Stoffwechseldekompensation kommen. Der Verlauf bei einem 13jährigen Jungen mit einer akuten Appendicitis ist hierfür besonders instruktiv. Der Patient hatte am Morgen des Erkrankungstages 32 E Depot-Insulin erhalten, war aber danach praktisch nüchtern geblieben. Der Blutzucker betrug präoperativ 204 mg%. Nach komplikationsloser Appendektomie am Abend, Applikation von 16 E Alt-Insulin und 50 g Glucose über Nacht, lag der Blutzucker am folgenden Morgen um 210 mg%. Das führte zur Verkennung der Situation. Wahrscheinlich hätte eine Blutgasanalyse bereits zu diesem Zeitpunkt die drohende Dekompensation angezeigt, die wenig später akut eintrat (Abb. 1). Nach adäquater Insulin- und Flüssigkeitstherapie war der präcomatöse Zustand innerhalb von 3 Std beseitigt und der Patient danach mit 200 g Glucose und 56 E Alt-Insulin befriedigend kompensiert (Abb. 1).

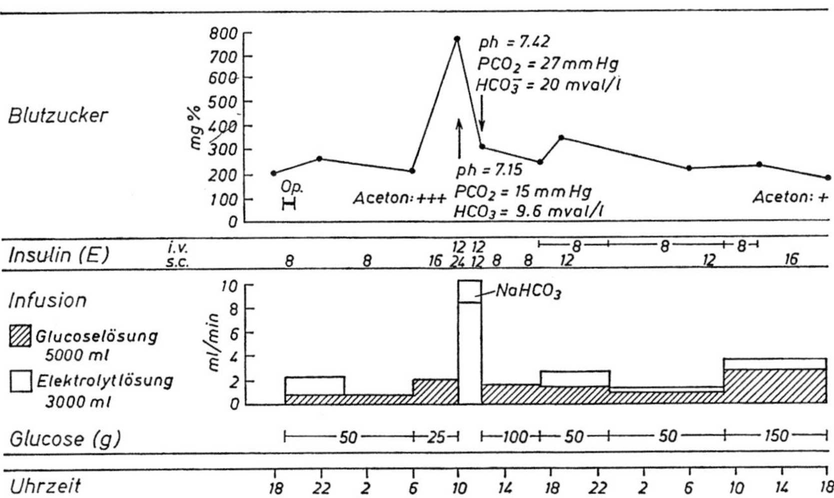

Abb. 1. W. K., 13 J., Krbl.-Nr. 5986/64 – Diabetes mellitus, postoperativer Verlauf während der ersten 48 Std nach Appendektomie

Schwierigkeiten kann die Insulindosierung bereiten. Tagesbedarf und Einzeldosis hängen in hohem Maße von der momentanen, individuellen Insulinempfindlichkeit ab, die niemals exakt vorhersehbar ist.

Beim Insulinmangeldiabetes haben die Patienten in der Regel vor der akuten Erkrankung ihre normale Dosis Depot-Insulin gespritzt. Hier ist, falls keine Nahrungsaufnahme mehr erfolgte, die Applikation einer Glucoseinfusion empfehlenswert, ohne das Ergebnis der Blutzuckerbestimmung abzuwarten. Im Zweifelsfall ist eine Hyperglykämie harmlos, während eine Hypoglykämie unter allen Umständen zu vermeiden ist.

In diesem Zusammenhang hat sich neuerdings ein sogenannter Blutzuckerschnelltest mittels spezieller Teststreifen (Dextrostix, AMES) bewährt (Kutter 1967, Giesecke et al. 1963). Hiermit ist es möglich, über eine Farbskala den Blutzuckerwert in einem Bereich von 40–200 mg% grob quantitativ abzuschätzen. Nach Verdünnung der Blutprobe mit der gleichen Menge physiologischer Kochsalzlösung liegt der Schätzbereich zwischen 80–400 mg% (Abb. 2). Insgesamt ist die Korrelation zur enzyma-

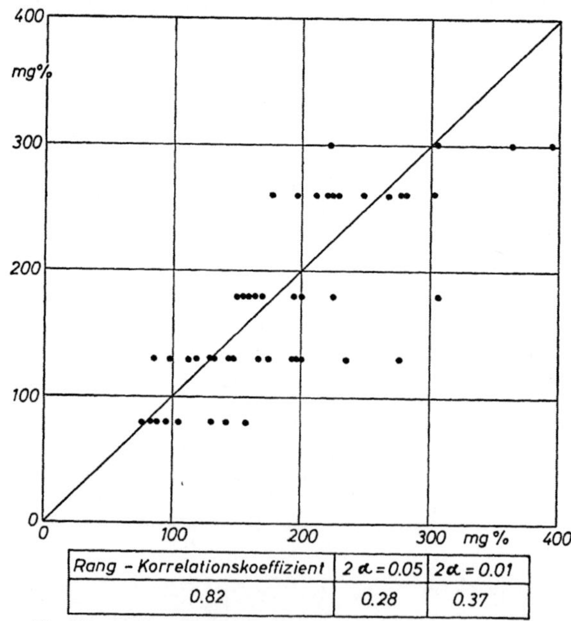

Rang - Korrelationskoeffizient	2 α = 0.05	2 α = 0.01
0.82	0.28	0.37

Die Alternativ-Hypothese kann mit einer Irrtumswahrscheinlichkeit von 1% angenommen werden

Abb. 2. Korrelation zwischen Blutzuckerschnelltest (Dexstrostix, AMES) und enzymatischer Blutzuckerbestimmung

tischen Blutzuckerbestimmung befriedigend. Im Einzelfall sind zwar erhebliche Unterschätzungen möglich. Mit Sicherheit erkennt man dagegen eine drohende Hypoglykämie. Diese Information ist vor allem bei akuten Fällen wertvoll, wenn sie auch die exakte Bestimmung nicht voll zu ersetzen vermag.

Im übrigen gelten bezüglich Insulinsubstitution und Allgemeinbehandlung in Notfällen die gleichen Regeln wie bei jedem anderen Patienten mit einem Diabetes mellitus.

Literatur

Giesecke, A. H., C. J. Spier, V. F. Stanley, and H. S. Seltzer: Considerations in the anesthetic management of the diabetic patient. In M. T. Jenkins: Anesthesia for patients with endocrine disease. Oxford: Blackwell 1963.

Kutter, D.: Problematik der Blutzuckerschnelltests. Dtsch. med. Wschr. **92**, 1077 (1967).

Mohnike, G.: Diabetes und Chirurgie. Langenbeck's Arch. klin. Chir. **295**, 224 (1960).

Wawersik, J.: Narkose bei ambulaten Eingriffen. Fortschr. Med. **85**, 228 (1967).

Weimann, H., u. J. Schneeweiss: Anaesthesieverfahren bei Diabetes mellitus unter besonderer Berücksichtigung der intravenösen Barbituratnarkosen. Anaesthesist **6**, 214 (1957).

Aufgaben des Anaesthesisten bei Neugeborenen diabetischer Frauen

Von **O. Thalhammer**

Aus der Universitäts-Kinderklinik Wien (Direktor: Prof. Dr. H. Asperger)

Ohne geeignete prophylaktische Maßnahmen beträgt die perinatale Mortalität bei Kindern diabetischer Frauen 25–60%, im Durchschnitt aus 12 großen Statistiken 50%. Die nicht exakt feststellbare perinatale Mortalität bei Kindern prädiabetischer Frauen dürfte nicht viel geringer sein. Etwa die Hälfte dieser erschreckend hohen Sterblichkeit tritt vor der Geburt auf, besteht also aus Totgeburten.

Ursache der perinatalen Todesfälle ist die diabetogene Fetalkrankheit, die ihrem Wesen nach eine fetale Glucosevergiftung darstellt. Die Stoffwechsellage einer diabetischen, aber auch einer prädiabetischen Frau verschlechtert sich in der 2. Hälfte einer Schwangerschaft. Dadurch kommt es bei solchen Frauen zu einer ständigen oder im Ablauf des 24-Std-Tages periodisch auftretenden Hyperglykämie, die einen abnorm hohen diaplacentaren Glucosetransfer in den Fetus zur Folge hat. Diese überhöhte Glucosezufuhr löst beim Fetus eine starke Vermehrung der Insulin produzierenden β-Zellen und damit eine Vergrößerung und Vermehrung der Langerhansschen Inseln, sowie eine Hypertrophie der Nebennierenrinde aus. Hyperglykämie, Hyperinsulinismus und Hypercorticismus produzieren das klinische Bild der diabetogenen Fetalkrankheit. Die Kinder fallen durch ein charakteristisches cushingoides Gesicht und ein für das pränatale Alter, d. h. die Schwangerschaftsdauer zu hohes Geburtsgewicht auf. In verschiedenen Organen vor allem Leber, Herz und Muskulatur besteht eine abnorme Glykogeneinlagerung. In ausgeprägten Fällen findet sich daher eine Cardiomegalie, die zu Rechtsinsuffizienz mit Erhöhung des venösen Blutdruckes, gemessen in der Nabelvene, führen kann, sowie eine Hepatosplenomegalie, die außer durch die Glykogeneinlagerung auch durch extromedulläre Blutbildungsherde zustande kommt. Kinder mit diabetogener Fetalkrankheit sind nämlich trotz ihres relativ zu hohen Gewichtes und ihrer oft auch erhöhten Geburtslänge funktionell unreif, verhalten sich in vielem wie Frühgeborene. Auch die Placenta nimmt an dem Prozeß teil. Sie ist zu groß und zu schwer, weist einen abnorm hohen Glykogengehalt und in ihrer Struktur ein Nebeneinander von Unreifezeichen und Merkmalen vorzeitiger

Alterung auf. Von besonderer Bedeutung dürften jedoch Veränderungen der Arteriolen und kleinen Arterien sein, die durch Einlagerung von Mukopolysacchariden in die Endothelzellen, durch Endothelschwellung und Endothelproliferation zur Einengung oder sogar zum Verschluß zahlloser kleiner Gefäße und damit zu einer erheblichen Einschränkung der fetalen Placentarzirkulation und einer Verkleinerung der funktionierenden placentaren Oberfläche z. T. mit echten Placentarinfarkten führen. Da die totgeborenen Früchte Erstickungszeichen aufweisen, dürfte in diesen Veränderungen die letzte Ursache der pränatalen Mortalität solcher Kinder zu sehen sein.

Die postnatale Mortalität kommt durch ein cardiorespiratorisches Distress-Syndrom zustande, das viele Kinder mit diabetogener Fetalkrankheit am 1.–2. Lebenstag entwickeln. An seinem Zustandekommen wirken die erwähnte Unreife, die Insuffizienz eines glykogenüberladenen Herzmuskels und durch schon pränatal bestehende Sauerstoffnot ausgelöste Fruchtwasseraspiration zusammen. Kinder mit diesem Syndrom zeigen immer auch ein ausgeprägtes Cushingoid und sind für ihr pränatales Alter immer erheblich zu schwer. Einige Stunden nach der Geburt entwickeln sich zunehmende Tachypnoe, Dyspnoe und Cyanoseanfälle. Wenn sich das Syndrom einstellt, so ist die Prognose auch unter Einsatz aller heute verfügbaren Mittel – schonendste Inkubatorpflege mit hoher Sauerstoffkonzentration und Luftfeuchtigkeit, sowie antibiotischer Pneumonieprophylaxe – schlecht; etwa 20% der Kinder mit cardiorespiratoischem Syndrom sterben.

Die Aufgabe des Anaesthesisten bei dem skizzierten Problem scheint mir eine dreifache: 1. Erhöhung der Chance einer Lebendgeburt, 2. Verbesserung der Überlebenschance eines Lebendgeborenen und 3. Mitwirkung bei der Verhütung einer diabetogenen Fetalkrankheit bei nachfolgenden Kindern.

Zur Punkt 1: Wenn nach der Anamnese mit der Geburt eines Kindes mit diabetogener Fetalkrankheit gerechnet werden muß, so scheint es sinnvoll bei Sectio oder in der Austreibungsperiode die Kreißende mit reinem Sauerstoff zu beatmen. Die Ansichten, ob dadurch die Sauerstoffsättigung des fetalen Blutes angehoben werden kann, sind zwar nicht ganz einheitlich, wo aber exakte Messungen durchgeführt wurden (PRYSTOWSKY; BROWNE MCCLURE) sprachen die Ergebnisse eindeutig für die Wirksamkeit dieser Maßnahme. Selbstverständlich kann dies aber nur eine Ergänzung zu entsprechendem operativem oder geburtsleitendem Verhalten des Gynäkologen darstellen.

Zu Punkt 2 kann der Anaesthesist schon pränatal d. h. vor der Abnabelung beitragen durch Vermeidung atemdepressiver Medikationen vor oder während der Geburt. Dies ist ein ganz allgemeines Problem, das aber bei der Geburt von Früchten mit möglicherweise kritischer Sauerstoffversorgungslage – Frühgeborenen, Kindern von Frauen mit Toxämie oder Hypertension und eben auch Kindern mit diabetogener Fetalkrankheit akzentuiert wird. Riskante Atemdepressionen treten heute fast nicht mehr durch die Medikation des Geburtshelfers oder des Anaesthesisten auf, wohl aber immer noch durch unkoordinierte Medikationen beider. Besonders gefährlich sind derart unbeabsichtigte Kombinationen von Tranquilizern oder ganz allgemein Phenerganabkömmlingen (z. B. Valium!) mit Barbituraten oder Analgeticis vom Heptadon-Dolantin-Typ, da dabei nicht vorausberechenbare Wirkungssteigerungen um das 3–5fache auftreten. Das Risiko ist besonders groß, wenn eine Geburt unerwartet schnell zu Ende kommt, wobei „schnell" relativ ist zur Halbwertszeit der Präparate.

Eine wichtige Maßnahme zu Punkt 2, zur Erhöhung der Überlebenschance, die gewöhnlich dem Anaestesisten zufällt, ist sorgfältige und gleichzeitig schonende Bronchialtoilette, evtl. mit vorübergehender Beatmung; sogenannte Atemstimulantien sind dagegen von zumindest fraglichem Wert, in zu hoher Dosierung eher schädlich. Treten Atemstörungen auf, so kann ein Aderlaß von 15 ml/kg aus der Nabelvene die Symptome sehr rasch bessern (Walther). Eine evtl. Alkalitherapie zur Acidosebekämpfung fällt bei solchen Fällen meist nicht mehr in den Funktionsbereich des Anaesthesisten, sondern in den des Pädiaters, dem Kinder mit ausgeprägter diabetogener Fetalkrankheit auf jeden Fall und sofort und nicht erst nach Entwicklung eines bedrohlichen Zustandes übergeben werden sollten.

Den vielleicht wichtigsten, wenn auch am wenigsten augenfälligen Beitrag zum Problem kann der Anaesthesist unter Punkt 3 leisten: Die diabetogene Fetalkrankheit mit allen ihren prä- und postnatalen Gefahren kann vollständig verhütet werden, wenn der Stoffwechsel einer diabetischen oder prädiabetischen Schwangeren nach den 1953 publizierten Empfehlungen von Pedersen minuziös genau eingestellt wird. Auf das Wie kann und brauche ich hier nicht näher einzugehen. Das wesentliche an dem Vorgehen ist, daß diabetische Schwangere spätestens 8 Wochen vor dem Termin hospitalisiert werden, damit ihre Stoffwechsellage von da an unter Kontrolle von mindestens 2 Blutzuckertagesprofilen pro Woche durch Insulingaben so gelenkt werden kann, daß der Durchschnitt der Blutzucker eines Tages mit möglichst geringen Schwankungen zwischen 100 und 170 mg% liegt. Kontrolle nur durch Nüchternblutzucker ist ganz ungenügend. 3 Wochen vor dem Termin soll die Geburt eingeleitet werden; Sectio ist dann unnötig.

Der Verdacht auf Prädiabetes einer Frau soll geäußert werden, wenn ein vorangegangenes Kind als cushingoid bekannt ist oder wenn die Anamnese relativ zur Tragzeit zu schwere Kinder oder ungeklärte Totgeburten oder Neonataltodesfälle bei normal – oder sogar übergewichtigen Kindern ergibt; Fettleibigkeit der Frau erhöht den Verdacht, Nachmittags-Glykosurie in der 2. Schwangerschaftshälfte kann ein Hinweis sein. Ein Prädiabetes kann durch Blutzuckerbelastungsprobe während der 2. Hälfte einer

Schwangerschaft – nicht früher und nicht außerhalb einer Gravidität – oder während der ersten 48 Std nach der Entbindung nachgewiesen werden. Mit einer erwiesen prädiabetischen Frau ist wie mit einer Diabetikerin zu verfahren.

Mit der Prophylaxe nach PEDERSEN entfällt das Problem der diabetogenen Fetalkrankheit. Leider wird sie noch nicht überall durchgeführt, weil sie noch nicht alle Geburtshelfer kennen und noch nicht alle Internisten an die Notwendigkeit der skizzierten Strenge glauben. Gelegentlich der Narkose einer Sectio wegen Diabetes oder der Versorgung eines Neugeborenen mit diabetogener Fetalkrankheit könnten daher gerade Sie als Repräsentanten eines avantgardistischen, noch nicht traditionsbelasteten Faches durch geeignete Hinweise einen wertvollen Beitrag zur Verhütung der diabetogenen Fetalkrankheit leisten.

Veränderungen des Kohlenhydratstoffwechsels durch Operationen an der Hüfte

Von **D. Böhmer**

Aus der Anaesthesieabteilung (Leiter: Dr. D. Böhmer) der Orthopädischen Universitätsklinik Frankfurt a. M.

Nach Hüftoperationen sind Komplikationen in den postoperativen Tagen häufiger als nach anderen Operationen am Haltungs- und Bewegungsapparat [2, 3, 5]. Dies war den älteren Orthopäden und Chirurgen bekannt und wurde von diesen auf den ausgedehnten Eingriff und auf die damals häufige Äthernarkose zurückgeführt. Ein Vergleich zwischen Lumbalanaesthesie und Allgemeinnarkose ergab jedoch keinen wesentlichen Unterschied in der Anzahl der postoperativen Komplikationen [4]. In der heutigen Orthopädie gehören die Eingriffe an der Hüfte nicht mehr zu den größten Operationen und, obwohl wir Halothane verwenden, leiden deutlich mehr Patienten nach Hüftoperationen postoperativ an Erbrechen als nach anderen Operationen, die gleich lang dauern.

Tabelle 1. *Postoperatives Erbrechen nach orthopädischen Operationen in Halothanenarkose*

nach Hüftoperationen 52 Patienten	Vomitus 38=73,1 %
nach anderen orthopädischen Operationen 60 Patienten	Vomitus 12=20 %

Auch die Erholung der Patienten zeigt Unterschiede. Das abgefallene Hämoglobin steigt nach Hüftoperationen zögernder an als nach anderen Operationen mit etwa gleich großen Blutverlusten.

In der Mehrzahl der hier aufgeführten Hüftoperationen handelt es sich um derotierende und varisierende Osteotomien des Femurs unterhalb des Trochanters.

Um die Ursache des gehäuften Erbrechens nach Hüftoperationen kennenzulernen, haben wir bei 172 Patienten den Urin auf Ketonkörper untersucht und fanden bei 70% der an der Hüfte operierten Patienten eine Acetonurie, nach Knochenoperationen war sie deutlich geringer (53%) [1]. Auch in der Stärke der Acetonausscheidung lagen die Patienten mit Hüft-

Tabelle 2. *Erholung des Hämoglobins nach orthopädischen Operationen*

Hüftoperationen 41		
Osteotomien mit Blutersatz 11	ohne Blutersatz 18	kleinere Eingriffe 12
Hb-Abfall um		
23 %	28 %	15,4 %
Ausgangswert erreicht nach		
22 Tagen	21 Tagen	12 Tagen

größere Eingriffe nach Blutersatz 15
Hb-Abfall 8%
Ausgangswert erreicht nach 14 Tagen

kleinere Eingriffe z. T. in Blutleere 42
Hb-Abfall 6 %
Ausgangswert erreicht nach 10 Tagen

operationen an der Spitze, gefolgt von Patienten mit Operationen an anderen Gelenken. Nach Knochenoperationen wurde der geringste Acetonanstieg gemessen. Wesentlich ist der Nachweis von β-Oxybuttersäure bei einem Teil der Hüftoperationen, der nach den übrigen Knochen- und Gelenkoperationen kaum auftrat [1]. Das Erscheinen von β-Oxybuttersäure im Urin zeigt eine Dekompensation des Fettstoffwechsels an. Diese Störung ist im Zitronensäurezyklus zu suchen. Ist der Körper nicht mehr in der Lage, die entstehende Essigsäure mit der Oxalessigsäure zur Zitronensäure zu verbinden, weil infolge Störungen im Kohlehydratstoffwechsel zu wenig Oxalessigsäure gebildet wurde, bleibt die Essigsäure liegen. 2 Moleküle Essigsäure verbinden sich dann zur Acetessigsäure, die durch Decarboxylierung in Aceton oder durch Hydrierung in β-Oxybuttersäure überführt werden kann. Diese sauren Substanzen nehmen das Puffersystem des Körpers stark in Anspruch.

Da unsere Befunde auch eine Änderung der Enzymaktivitäten vermuten ließen, haben wir im Serum entsprechende Enzyme bzw. Substrate bestimmt. Bei der Gegenüberstellung der Hüftoperationen zu den anderen orthopädischen Operationen fand sich nach Hüftoperationen bei den energieliefernden Phosphaten: Adenosin-triphosphat (Abb. 1), Adenosindiphosphat (Abb. 2) und Adenosin-monophosphat (Abb. 3) ein stärkerer Abfall im Serum als nach anderen Operationen. Die in der Literatur angegebenen Normwerte liegen nach unseren bisherigen Erfahrungen zu niedrig. Acetaldehyd, Pyruvat, Glutamat-Pyruvattransaminase und Lactat-Dehydrogenase wiesen keinen Unterschied auf, während das Lactat (Abb. 4) nach Hüftoperationen früher und höher ansteigt. Der Zucker erhöht sich im

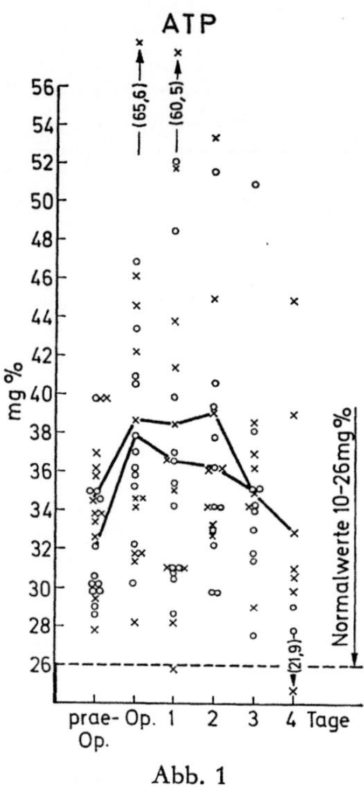

Abb. 1

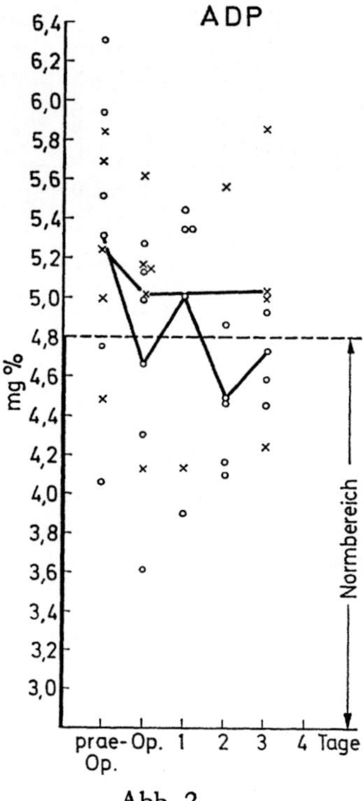

Abb. 2

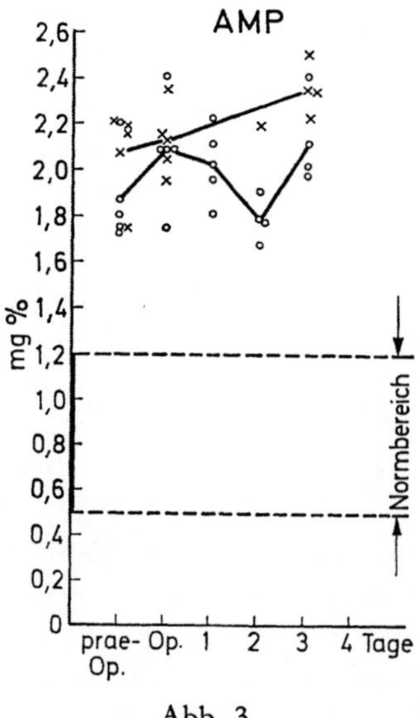

Abb. 3

Abb. 1–3. Änderung des Adenosin-triphosphat, Adenosin-diphosphat, Adenosin-monophosphat im Serum nach Operationen an der Hüfte ·—·—· und anderen orthopädischen Operationen ×—×—×. Normwerte nach Literaturangaben

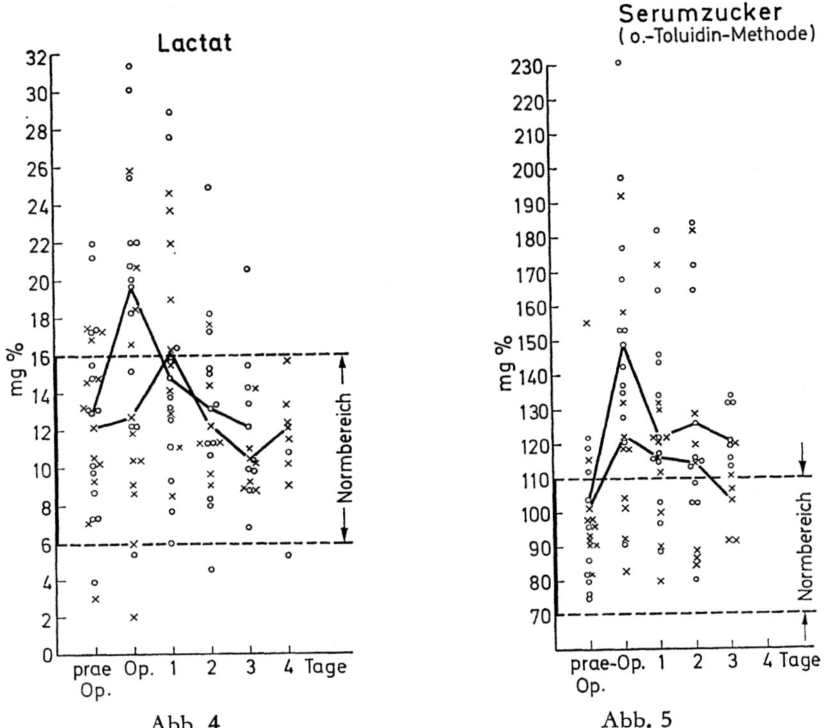

Abb. 4. Änderung des Lactat im Serum nach Hüftoperationen •—•—• und anderen orthopädischen Operationen ×—×—×

Abb. 5. Anstieg des Serumzuckers nach Hüftoperationen •—•—• und anderen orthopädischen Operationen ×—×—× in Halothanenarkose

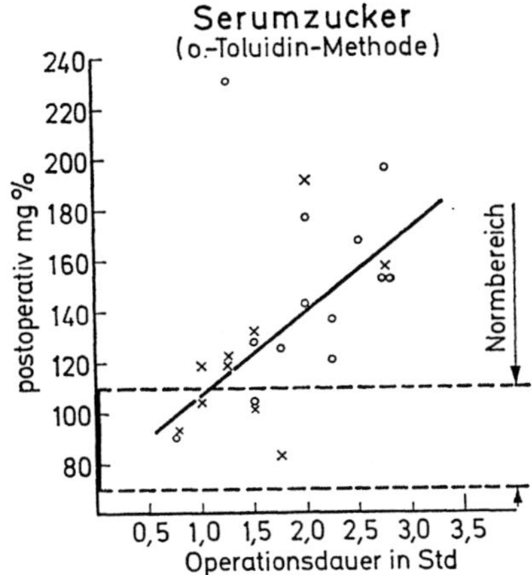

Abb. 6. Anstieg des Serumzuckers in Abhängigkeit von der Operationszeit

Serum entsprechend der Länge der Narkose (Abb. 5). Nach Hüftoperationen liegt der Blutzuckerspiegel wiederum höher als nach anderen Operationen (Abb. 6).

Es ist somit sehr wahrscheinlich, daß Hüftoperationen dazu neigen, eine Störung im Kohlehydrat-Fett-Haushalt zu verursachen. Ist diese auch nicht sehr groß, so können doch gefährdete Patienten hierdurch zusätzlich belastet werden.

Literatur

1. Böhmer, D.: Chirurg. **36**, 325 (1965).
2. Eichelbaum, K.: Z. orthop. Chir. **49**, 273 (1928).
3. Furey, J. G.: J. chron. Dis. **20**, 103 (1967).
4. Gauthier, J. J., u. W. Hammelberg: Anesthesia Analgesia **42**, 609 (1963).
5. Güntz, E.: Persönliche Mitteilung.

Postoperative Stoffwechselveränderungen bei Diabetikern

Von **H. Thomas**

Aus dem Institut für Anaesthesiologie der Kliniken der Universität Freiburg i. Br.
(Direktor: Prof. Dr. K. Wiemers)

Postoperative Veränderungen des Zuckerstoffwechsels finden sich in der Regel auch bei nichtdiabetischen Patienten. Neben Hyperglycämien kommt es häufig zu einem deutlichen Anstieg der Blutketonkörper (Killian u. Weese).

Der Anstieg des Blutzuckerspiegels ist weniger durch die Narkosemittel selbst verursacht (Adriani), häufiger bewirken Hypoxie und Hyperkapnie über Reizung der Chemorezeptoren und Stimulierung des Nebennierenmarkes über den N. splanchnicus (Pflüger) eine vermehrte Mobilisierung von Glucose aus Glycogen. Vor allem ist jedoch die sympathicotone Phase der vegetativen Gesamtumschaltung (Hoff) nach dem Operationstrauma für eine Erhöhung des Blutzuckerspiegels verantwortlich: durch vermehrte Glucocorticoid-Produktion der Nebennierenrinde kommt es zur Gluconeogenese mit Einschmelzung von Körpereiweiß und -fetten; Adrenalinausschüttung aus dem Nebennierenmark führt zur vermehrten Glucosemobilisierung.

Auch der Anstieg der Blutketonkörper ist weniger durch die direkte Wirkung der Narkotica als durch verminderte Oxydationsprozesse bei Sauerstoffmangel, durch die ergotrope Phase der vegetativen Gesamtumschaltung und zusätzlich durch verstärkte Verbrennung von Fettsäuren (Hungerketose) verursacht.

Aus dem Krankengut der Chirurg. Universitätsklinik Freiburg wurden die Unterlagen von insgesamt 134 Patienten aus den Jahren 1956–1961 und 1965/66 ausgewertet, deren Narkoseverlauf aufgezeichnet wurde. Es handelt sich bei den genannten Fällen sicher um eine negative Auslese, da genaue Narkoseprotokolle nur bei Operationen der mittleren oder großen Chirurgie oder bei Patienten in schlechtem Zustand vorliegen und auch die Angabe der Diagnose „Diabetes mellitus“ eher bei leichten als bei schweren Diabetesfällen unterblieben ist. Allein 44 Patienten wurden wegen eines malignen Tumors operiert. Das Durchschnittsalter der Patienten betrug 58,5 Jahre.

Die Narkose wurde in 125 Fällen als Kombinationsnarkose in Intubation und Beatmung mit einem Stickoxydul-Sauerstoff-Gemisch geführt. Zur Einleitung wurde Trapanal verwandt und lediglich in Einzelfällen ein anderes i. v.-Narkotikum gegeben (Hydroxydion 3mal, Thiogenal 1mal, Evipan 4mal). Als zusätzliches Inhalationsnarkoticum erhielten nahezu alle Patienten Fluothane, Cyclopropan wurde in 3 und Äther in 9 Fällen gegeben. Neben kurz- und langwirkenden Muskelrelaxantien (in der Regel Lysthenon und Imbretil) wurden Dolantin und Thalamonal in je 17 Fällen zur Vertiefung der Narkose angewandt. Neuroleptanalgesie mit Dehydrobenzperidol und Fentanyl und einer geringen Einschlafdosis von Trapanal (50–100 mg) sowie Beatmung mit Stickoxydul-Sauerstoff wurde in 9 Fällen durchgeführt.

Die Diabetesbehandlung erfolgte in den meisten Fällen vom Operationstage ab durch Alt-Insulin, gelegentlich wurde weiter Depot-Insulin gegeben. Bei einigen Patienten mit leichtem Diabetes, der diätetisch oder durch orale Antidiabetica eingestellt war, wurde postoperativ keine Diabetesmedikation durchgeführt. Die Kohlehydratzufuhr erfolgte am Operationstag durch Gabe von Glucose in i. v.-Dauertropfinfusion (ca. 100 g/die), in Einzelfällen unter zusätzlicher Zufuhr von Laevulose.

Um die Veränderungen des postoperativen Blutzuckerspiegels gegenüber dem Ausgangswert zu erfassen, wurden die Werte von 70 Patienten, bei denen sowohl der präoperative Nüchternblutzuckerspiegel als auch die Höhe des Blutzuckers unmittelbar postoperativ bis spätestens 1 Std nach Beendigung der Narkose bestimmt worden sind, in folgender Tabelle nach Narkosedauer und Schwere des Diabetes aufgeschlüsselt zusammengestellt:

Tabelle

Narkosedauer	Durchschnittlicher postoperativer Anstieg des Blutzuckerspiegels in mg % bei		
	leichtem Diabetes	mittlerem Diabetes	schwerem Diabetes
– 59′	33 (8)	11 (4)	76 (4)
1 h–1 h 59′	81 (19)	85 (14)	172 (2)
2 h–2 h 59′	85 (4)	82 (6)	166 (4)
3 h–4 h	156 (4)	228 (1)	— (0)

( ) = Zahl der untersuchten Fälle.

Dabei zeigt sich, daß der Blutzuckerspiegel postoperativ umso stärker angestiegen ist, je schwerer der Diabetes war und je länger der durchgeführte operative Eingriff dauerte. Dieser von dem Schweregrad bzw. der Dauer der Operation abhängige Blutzuckeranstieg ist auch von anderen

Autoren beobachtet worden (KNICK; MORBLE u. STEINKE). Er ist wahrscheinlich nicht durch toxische Einflüsse der Narkosemittel sondern durch die vermehrte Stress-Wirkung bei längeren und schwereren Operationen bedingt. Interessant ist auch die Tatsache, daß der Blutzuckeranstieg mit dem Schweregrad des Diabetes zunimmt.

Abb. 1 zeigt die Häufigkeit der postoperativen diabetischen Ketose, die durch die Bestimmung der Acetonausscheidung im Urin festgestellt wurde.

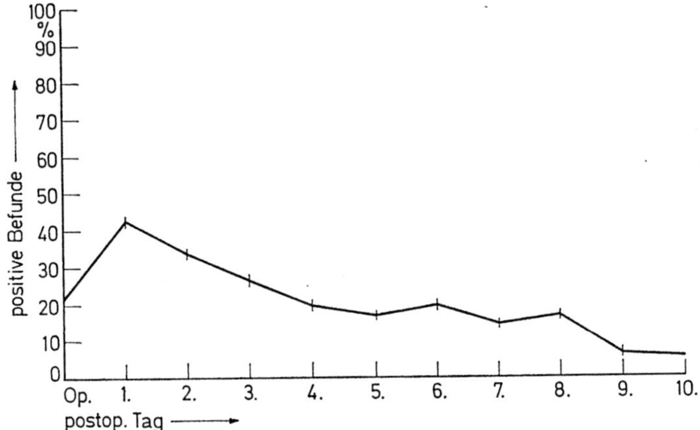

Abb. 1. Positiver Acetonbefund in % der untersuchten Fälle

Danach weisen nach der Operation etwa ein Drittel der untersuchten Diabetiker trotz Kohlehydrat- und Insulinmedikation eine Azetonausscheidung auf, die etwa bis zum 10. postoperativen Tage langsam wieder abfällt. Ein diabetisches Coma wurde bei unseren Diabetikern postoperativ in keinem Falle beobachtet.

In Tierexperimenten fand sich nach Neuroleptanalgesie zwar ein unveränderter Glycogengehalt der Leber (SCHELLENBERGER u. Mitarb.), die Glucosetoleranz ist jedoch nach Untersuchungen von FOX u. AUBERGER bei stoffwechselgesunden Personen unter Neuroleptanalgesie vermindert. Außergewöhnliche Hyperglycämien wurden nach Neuroleptanalgesie nicht beobachtet (MÜNCHEN). In den 9 Fällen, in denen wir bei Diabetikern Neuroleptanalgesie durchführten, zeigten sich postoperativ regelmäßig Blutzuckererhöhungen, die sich von denen nach üblicher Kombinationsnarkose praktisch nicht unterschieden. Auch Acetonausscheidung im Urin wurde beobachtet.

Zusammenfassung

Es wurde das postoperative Stoffwechselverhalten von 134 Diabetikern untersucht. Dabei zeigte es sich, daß der Anstieg des Blutzuckers nach der Operation um so höher ausfiel, je länger der operative Eingriff dauerte und je schwerer die diabetische Stoffwechselstörung war. Bei etwa einem Drittel der untersuchten Patienten fand sich am postoperativen Tag eine Acetonausscheidung im Urin. Auch unter Neuroleptanalgesie wurden Blutzuckeranstiege und Acetonausscheidung beobachtet.

Literatur

Adriani, J.: The Chemistry of Anesthesia. Springfield: C. C. Thomas Publ. 1956.

Fox, I., u. H. Auberger: Einfluß der Neuroleptanalgesie auf die Blutzuckertoleranz des Menschen. Acta Anaesth. Scand. **23**, 3—11 (1966).

Hoff, F.: Fieber, unspezifische Abwehrvorgänge und unspezifische Therapie. Stuttgart: G. Thieme Verlag 1957.

Killian, H., u. H. Weese: Die Narkose. Stuttgart: G. Thieme Verlag 1954.

Knick, B.: Besonderheiten der Diabetesbehandlung während operativer Eingriffe. Anaesthesist **15**, 303—308 (1966).

Morble, A., and J. Steinke: Physiology and Pharmakology in Diabetes Mellitus. Anesthesiology **24**, 442 (1963).

München, I.: Über das Verhalten des Blutzuckerspiegels während und nach Neuroleptanalgesie. Anaesthesiologie und Wiederbelebung **9**, 138—149 (1966).

Pflüger, H.: Hypoxie oder Hyperkapnie als auslösende Faktoren der Narkosehyperglykämie. Anaesthesist **13**, 129—132 (1964).

Sauer, H., u. O. Scheibe: Diabetesbehandlung bei operativen Eingriffen. Chirurg **34**, 392—398 (1963).

Schellenberger, A., A. Doenicke u. Th. Gürtner: Klinische und tierexperimentelle Untersuchungen zur Leberbelastung nach Neuroleptanalgesie. Anaesthesiologie und Wiederbelebung **18**, 816 (1966).

Thomas, H.: Die Narkose beim Diabetiker. Inaug.-Dissert. Freiburg 1961.

Diskussion

Wawersik: Nach den zahlreichen Erfahrungen, die hier mitgeteilt wurden, besteht nun der Eindruck, daß eigentlich jeder, der Diabetiker betreut, ein anderes Behandlungsschema hat. Man möchte doch aus dieser Diskussion eine Faustregel mit nach Hause nehmen, die allgemein gültig ist. Ist es nun so, daß all das, was von den einzelnen Herrn empfohlen wurde, im Prinzip richtig ist, daß man also auf verschiedene Weise vorgehen kann, ohne grundsätzliche Fehler zu machen, oder bestehen tatsächlich Richtlinien, wann man z. B. nur Glucose oder nur Laevulose geben soll, oder wann man nun wirklich den oral behandelten Diabetiker auf seinen oralen Diabetika lassen darf, beziehungsweise wann man ihn umstellen muß. Gibt es dafür eine feste Allgemeinregel oder ist es für den einzelnen letzlich doch eine reine Ermessensfrage?

Beringer: Herr Mehnert meinte, eine Umstellung des oralen Diabetikers sei in der Regel nicht notwendig, denn man könne im Notfall ohne weiteres auch eine Insulinbehandlung unmittelbar nach der Operation in die Wege leiten. Tatsächlich passiert in den meisten Fällen nichts dabei, d. h. bei leichten Diabetikern kommt es in der Regel zu keiner Stoffwechselentgleisung, wenn keine schwere Operation durchgeführt worden ist. Jede Regel hat aber ihre Ausnahmen. Es kommt nämlich immer wieder vor, daß Diabetiker auch nach leichten Operationen entgleisen. Hier ist es nun ausschließlich eine Frage der postoperativen, Tag und Nacht durchgeführten, Kontrolle, ob eine leichte Acidose, eine beginnende Stoffwechselentgleisung rechtzeitig erfaßt und behandelt werden kann, oder ob sie rasch in ein Coma übergeht, das besonders bei älteren Leuten infolge von Kreislaufkomplikationen schnell zur Katastrophe führen kann. Um dieser großen Gefahr aus dem Wege zu gehen, denn nicht jede chirurgische Abteilung ist mit einem kontinuierlichen Labordienst ausgestattet, haben wir es uns zur Regel gemacht, bei jedem Diabetiker schon vor der Operation eine Insulinbehandlung einzuleiten, denn prophylaktisch kann jede Behandlung besser gehandhabt werden, als nach dem Eintritt einer Komplikation. Weiter ist die Gefahr der Hypoglykämie nicht zu übersehen, die bei der prophylaktischen Behandlung wesentlich geringer einzuschätzen ist als bei einer Behandlung, die erst postoperativ beginnt. Ist nach einer Operation ein Blutzucker von 500 oder 600 mg% festgestellt worden, dann wird der behandelnde Arzt unsicher und er weiß nicht genau, welche Menge Insulin er injizieren soll. Meistens wird zuviel Insulin injiziert und dann kommt es zur Hypoglykämie. Man kann also einen Stoffwechsel, den man präoperativ in der Hand hat, wesentlich besser steuern. Aus diesem Grunde soll, sofern nicht eine fortlaufende Kontrollmöglichkeit besteht, auf jeden Fall eine Insulinbehandlung durchgeführt werden. Die Frage, ob Laevulose oder Dextrose vorzuziehen sei, ist letztlich nicht entscheidend. Kommt es zu einer schweren Stoffwechselentgleisung, so wird auch die Laevulose nicht mehr verwertet. Wird aber Insulin verabreicht, dann kann die Dextrose im Stoffwechsel vollwertig genützt werden.

Kläring: Wir geben seit etwa 15 Jahren unseren Diabetikern etwa 2 Std vor der geplanten Operation, meist frühmorgens, einen Teller Hafer. Wir führten dies zu einem Zeitpunkt ein, als die Infusionstherapie noch keine solche Routinemethode war wie heute. Da wir mit diesem Verfahren keine Nachteile gesehen haben und vielleicht das Gefühl hatten, daß die Stoffwechsellage zumindesst am Operationstag besonders stabil wird, ist diese Methode beibehalten worden. Nachteile, etwa eine Aspiration oder ähnliches, haben wir nicht erlebt. Ich hätte gern von unseren Experten erfahren, ob in dieser Methode Positives zu sehen ist, oder ob man sie heutzutage aufgeben kann.

Beringer: Ob die Kohlehydrate, die vor der Operation gereicht werden, in der Lage sind, eine Stoffwechselentgleisung zu verhüten, hängt natürlich von der Schwere der Erkrankung ab. Liegt an und für sich schon ein dekompensierter Diabetes vor, dann können die Haferflocken auch nicht mehr dazu beitragen, daß der Stoffwechsel irgendwie in geregelte Bahnen gelenkt wird.

Wawersik: Ich frage mich, ob ich recht verstanden habe, daß diese Haferflockenapplikation 2 Std vor der Operation erfolgt? Wenn ja, dann möchte ich doch glauben, daß das eine Maßnahme ist, die man aufgeben sollte. Sie widerspricht der allgemeinen Einsicht, daß man den Schutz der Nüchternheit auf keinen Fall vernachlässigen soll. Man ist sich heute einig darüber, daß ein Nüchternheitsintervall von 4 Std das Minimum darstellt, noch besser sind 6 oder 8 Std. Wenn man also schon Hafer appliziert, dann sollte man das doch 6 Std vor der Operation tun.

Kempe: Sorge machen entgleiste Diabetiker, die unter Umständen rasch operiert werden müssen, z. B. eine Uterusruptur im Coma diabetikum oder ähnliche Fälle. Wie wenden Sie unter solchen Umständen THAM bzw. eine Trispufferlösung an, wenden Sie sie überhaupt an, und wie verhalten Sie sich jetzt mit der Kaliumgabe, da ja während des Komas in der Regel eine Hyperkaliämie auf Transportbasis besteht, die durch Insulingaben sehr rasch in eine Hypokaliämie übergehen kann.

Wawersik: Zur Frage der THAM-Substitution: wir selbst haben nur 2 Patienten erlebt, die im Praecoma akut operiert wurden und haben in diesem Falle mit Na-Bikarbonat substituiert und zwar im einen Fall 2, im anderen Fall 1 mval/kg Körpergewicht, bevor wir die Blutgasanalyse abwerteten. Nach Eintreffen der Blutgasanalyse wurde dann quantitativ in üblicher Weise weiter substituiert. Ich möchte die Frage an das Auditorium richten, ob es bekannt ist, daß THAM in irgendeiner Weise der Na-Bikarbonat-Substitution im Coma diabetikum überlegen ist?

Beringer: Die Na-Bikarbonat-Infusion hat sicherlich ihre Vorteile. Man darf sich aber nicht zu viel davon versprechen. Denn im Vordergrund steht die ständige Ketonkörperbildung, die verhindert werden muß. Dies gelingt eben nur mit intensiver Insulinbehandlung und dementsprechender Zugabe von Glucose. Die Infusion der Bikarbonatlösung ist meines Erachtens eine sekundäre Angelegenheit.

Zindler: Nochmals zur Frage der Umstellung von oralen Antidiabetica auf Insulin. Ich möchte doch unsere Experten, die anderer, abweichender Meinung sind, nochmals bitten, ihren Standpunkt klarzulegen und zu sagen, warum sie es anders machen. Eine weitere Frage: angeblich soll man nach einer Umstellung auf Insulin später vom Insulin nicht wieder loskommen. Wie groß ist der Prozentsatz jener Patienten, die schließlich weiter mit Insulin behandelt werden müssen?

Beringer: Ich glaube, man sollte die Sache ganz anders sehen. Wie schon gesagt, kommen Diabetiker, die mit einem oralen Antidiabetikum behandelt werden, durch die Operation mitunter zu einer Entgleisung des Stoffwechsels. Es ist bekannt – ich habe selbst 3 Comafälle dieser Art gesehen – daß diese Entgleisung auch bedrohliche Formen annehmen kann. Wenn man hingegen Patienten bereits während der Operation mit Insulin behandelt, wird die Stresswirkung wesentlich abgedämpft und die orale Diabetestherapie hat später viel bessere Chancen, unter günstigen Aspekten wieder aufgenommen zu werden.

Bergmann: Ich habe in einem Kurzreferat versucht, darauf hinzuweisen, daß wir uns vor organisatorischen Fehlleistungen mindestens ebenso fürchten müssen, wie vor Schwierigkeiten auf der Stoffwechselseite. Ich möchte in diesem Zusammenhang die anwesenden Diabetologen fragen, und die vielleicht etwas ketzerisch anmutende Möglichkeit zur Diskussion stellen, ob wir nicht unsere diabetischen operativen Patienten besser versorgen könnten, wenn wir es nicht so machen wie jetzt, daß solche Patienten auf einer operativen Abteilung liegen und vom Diabetologen konsiliarisch betreut werden, sondern, daß in Zukunft solche Patienten an der diabetologischen Abteilung bleiben und vom Chirurgen konsiliarisch betreut werden.

Hossli: Das ist eine offene Frage, nicht ein Vorschlag. Die Lösung richtet sich wohl vor allem nach den lokalen Verhältnissen.

Mehnert: Ich wollte nochmal zu der Frage Stellung nehmen, warum es unserer Ansicht nach möglich ist, Patienten, die orale Antidiabetica vor der Operation bekommen haben und damit eine gute Stoffwechselsituation zeigen, nicht auf Insulin umzustellen. Wir dürfen doch nicht vergessen, daß Patienten, die – und das ist allerdings die Voraussetzung – mit oralen Antidiabetica wirklich gut eingestellt wurden, keineswegs ohne Insulin sind. Diese Patienten haben Insulin und zwar das beste, das es gibt, nämlich ihr körpereigenes Insulin. Und ich muß nochmal betonen, daß man Fremdinsulin nicht als Prophylaktikum spritzen kann, wenn normale Blutzuckerwerte vorliegen, weil man ja dann eine Hypoglykämie riskiert. Und es ist dann auch nicht einzusehen, warum man das zusammen mit Glucose machen soll, d. h. warum man den durch zusätzliches Insulin erniedrigten, an sich normalen Blutzucker durch gleichzeitige Glucosegaben wieder ausgleichen soll. Sollte man denn nicht besser abwarten, wie sich die Stoffwechsellage entwickelt? Häufig genug ist es bei Patienten, die orale Antidiabetica vor der Operation bekommen haben so, daß sie allein durch den vorübergehenden Nahrungsentzug den stoffwechselmäßigen Ausgleich haben, der für den vorübergehenden Wegfall der oralen Medikation nötig ist. Ich glaube also nach wie vor, daß man einen großen Teil der Patienten, keineswegs alle, die mit oralen Antidiabetica, und schon gar diejenigen, die mit Diät allein eingestellt waren, ohne Insulin weiterbehandeln kann. Ein Argument, das vielleicht auch noch gegen eine intermittierende Insulinbehandlung spricht, ist die Möglichkeit der Bildung von Insulinantikörpern. Ich will das sicherlich nicht überwerten, aber wir wissen ja inzwischen, daß gerade eine kurzfristige Behandlung mit Insulin im Hinblick auf eine Insulinantikörperbildung besonders zu fürchten ist. So glauben wir, daß wir dort, wo wir eine Insulinbehandlung vermeiden können, sie auch unter anderem aus diesem Grund vermeiden sollten.

Eine Frage war noch nicht beantwortet worden: die Frage nach der Operation in der Ketocidose oder im Praecoma diabetikum. Hier liegen wirklich ganz besonders harte Bedingungen vor und der Diabetologe würde sich natürlich wünschen, daß die Operation erst dann durchgeführt wird, wenn der Stoffwechsel ausgeglichen ist. Das läßt sich aber bei Notoperationen nicht durchführen. Man kann eigentlich nur auf die Frage des Kollegen sagen, daß man in dieser Situation prä-, intra- und postoperativ genau so vorgeht, wie man bei einer Comabehandlung vorgehen würde. Man wird sich natürlich nach dem Blutkaliumspiegel richten, um diese Frage zu beantworten, und wird beim Absinken des Blutzuckers gleich Kalium geben, da wir ja wissen, daß der Gesamtorganismus des komatösen Patienten bereits an Kalium verarmt ist, daß aber die Folgen der Hypokaliämie erst dann kommen, wenn Kalium mit Glucose zusammen wieder in die Zellen eintritt.

Beringer: Ich stimme Herrn Mehnert durchaus zu, daß eine orale Diabetestherapie beibelassen werden kann, unter der Voraussetzung allerdings, daß eine fortlaufende Beobachtung des Patienten möglich ist, insbesondere daß fortlaufend Blut und Harnzuckerkontrollen durchgeführt werden können. Es wird mir aber auch Herr Mehnert beipflichten, daß durch den Operationsstress eine Entgleisung des Stoffwechsels oral eingestellter Diabetiker leichter zustande kommt, daß überhaupt eine orale Diabetestherapie leichter ins Wanken kommen kann. Es ist nach solchen Zwischenfällen immer eine lange Insulinbehandlung notwendig, ehe es möglich wird, wieder auf eine orale Diabetesbehandlung umzustellen.

Mayrhofer: Man gewinnt, wenn man den Diabetologen abwechselnd zuhört, den Eindruck, daß sie in ihren Stellungen ziemlich starr verharren und daß der eine den leichten Diabetes absolut ohne Umstellen behandeln möchte und der andere absolut darauf Wert legt, daß jeder Patient auf Alt-Insulin umgestellt wird. Ich darf vielleicht als praktischer Anaesthesiologe insofern einen Vermittlungsvorschlag machen, als ich aus unserer Tätigkeit an den Wiener Universitätskliniken die Einstellung von Herrn BERINGER kenne und viele seiner Patienten narkotisiert habe. Ich selbst und meine Mitarbeiter haben mit dieser Methode tatsächlich sehr gute praktische Erfahrungen gemacht. Andererseits habe ich als frei praktizierender Anaesthesiologe häufig Fälle von leichtem Diabetes, die von anderen Internisten oral eingestellt waren und oral weiterbehandelt wurden, mit dem gleich guten Resultat narkotisiert. Ich glaube, daß es sehr wesentlich auf die Dauer der Narkose und auf die Größe des Eintrittes ankommt. Das möchte ich besonders herausstreichen. Wenn wir einen leichten Diabetes haben und es sich um eine leichte Operation handelt, z. B. eine nicht akute Appendix, dann stehe auch ich auf dem Standpunkt, daß man nicht unbedingt mit Infusionbehandlung und mit Umstellen auf Altinsulin vorgehen muß. Aber bei einem leichten Diabetiker, der einer mehrstündigen Hüftgelenksplastik unterzogen wird, würde ich doch glauben, daß man alle Vorsichtsmaßregeln beachtet, denn mit der oralen Diabeteseinstellung kommt man über einen solchen Operationsstress – und das ist unsere Erfahrung – sicher nicht hinweg.

Kapfhammer: Die Frage, ob generelle Umstellung auf Insulin oder Weiterführung der oralen Behandlung, wie wir das vorgeschlagen haben, hängt doch sehr von den labormäßigen Bedingungen ab und von der Möglichkeit, die Blutzuckerwerte auch postoperativ jederzeit zu bekommen. Ich bin etwas erschüttert, angesichts der technischen apparativen Einrichtung in den meisten Krankenhäusern, daß es nun nicht möglich sein soll, ausreichende Information über den Ablauf eines Diabetes jederzeit zu bekommen. Wir haben in unserem Haus das Informationssystem erst kürzlich neu aufgebaut, das ging bei guter Zusammenarbeit aller Beteiligten ausgezeichnet und ich muß sagen, wir kommen jetzt mit unserem Behandlungsschema sehr gut zurecht und brauchen die Diabetiker präoperativ nicht generell umzustellen.

Zirl: Ich vermisse bei allen Vortragenden die Angabe, wieviel Gramm Zucker sie pro Einheit Insulin geben. Außerdem hätte ich gerne gewußt, ob sich nicht die Einflußzeiten der Infusion ändern, je nach dem ob Alt-Insulin oder Depot-Insulin verwendet wird.

Beringer: Normalerweise rechnen wir pro 4 Einheiten Insulin 40 ml 33%iger Dextrose, das entspricht also etwa einer Weißbroteinheit zu 12 g Kohlehydraten. Wieviel davon durch das Insulin assimiliert werden kann, hängt sowohl von der jeweiligen Stoffwechsellage ab, als auch vom jeweiligen Zustand der Insulinempfindlichkeit. Bei einer höhergradigen Insulinempfindlichkeit kann man mit einer Einheit Insulin 5 g Dextrose zur Assimilation bringen. Bei einer höhergradigen Insulinresistenz nur etwa 2 g.

Podlesch: Ich möchte feststellen, daß der Begriff „orale Diabetica" eigentlich nicht mehr zutrifft, da man Rastinon auch intravenös geben kann. So wollte ich Herrn Prof. BERINGER fragen, ob seine Entgleisungen auch unter dieser intravenösen Prophylaxe mit antidiabetischen Substanzen eingetreten sind.

Beringer: Man kann mit einer intravenösen Rastinoninjektion keine Prophylaxe betreiben. Mit einer intravenösen Injektion kann es gelingen, die Insulinsekretion kräftig in Gang zu setzen, es kann aber auch geschehen, daß keine Insulinproduktion zustande kommt. Es spricht eben nicht jeder Patient auf ein orales Antidiabetikum an, besonders nicht in einer so kritischen Phase wie vor einer größeren Operation. Meines Erachtens darf man sich nicht auf so waghalsige Experimente einlassen.

Hossli: Wie weit ist eigentlich die Tränenflüssigkeit für den Blutzucker repräsentativ? Kann in der praktischen Anaesthesiologie zur raschen Orientierung hier mit Teststreifen gearbeitet werden?

Beringer: Es liegen Untersuchungen vor, die mit Teststreifen versucht haben, einen Zusammenhang zwischen der Reaktion in der Tränenflüssigkeit und der Höhe des Blutzuckers aufzufinden. Das ist doch eine etwas umständliche Methode. Es gibt doch z. Z. wesentlich einfachere und verläßlichere Methoden, z. B. der Dextrostix-Streifen. Mit ihm kann man in kürzester Zeit einen Blutzuckergehalt von hypoglykämischen Werten bis auf 200 mg% und darüber ziemlich genau abschätzen.

Hossli: Für uns Anaesthesisten ist es vielleicht noch einfacher, den Teststreifen in die Tränenflüssigkeit zu tauchen.

Mehnert: Zu den Teststreifen: das ist eine Methode, die Herr BERGER in der Schweiz entwickelt hat und die gegenüber dem Dextrostix einen Vorteil hat, nämlich den, daß man damit Werte ablesen kann, die über 200 mg% hinausgehen. Beim Dextrostix können wir nur sagen, ob ein niederer Blutzucker vorliegt, ein annähernd normaler Wert, oder Werte über 200 mg%. Und das ist natürlich für manche Entscheidung sicherlich zu wenig. Ich glaube nicht – wir haben dies auch versucht – daß der Glukotest-Streifen in der Tränenflüssigkeit sehr akurat ist. Sicherlich aber kann man mit ihm unter gewählten Bedingungen eher entscheiden, ob Blutzuckerwerte etwa über 400 mg% vorliegen, als dies mit dem Dextrostix möglich ist.

Noch eines darf ich vielleicht hinzufügen: ich glaube, Herr BERINGER, Sie haben die Frage von Frau PODLESCH nicht richtig verstanden. Sie meinte nämlich, daß man die oralen Antidiabetica vom Typ der Sulfonylharnstoffe ja heutzutage auch intravenös zusetzen kann, wenn es vorübergehend unmöglich sein sollte, daß ein Patient, der z. B. Magen-Darm operiert ist, Antidiabetica nicht per os einnehmen könnte. Ich halte das gar nicht für so abwegig. Wir haben das in Einzelfällen auch gemacht, und man kann sich damit wirklich des besten Insulins bedienen, nämlich des körpereigenen. Das ist also durchaus ein Versuch, der meiner Ansicht nach statthaft ist, denn wie das orale Antidiabetikum an die Inselzellen herangetragen wird, ist letztlich gleich. Gerade beim operierten Patienten haben wir oft nur die Möglichkeit, es auf intravenösem Wege heranzubringen.

Hossli: Ich danke allen Referenten und Diskussionsrednern. Wir haben alle viel gelernt und wieder erfahren, wie wichtig unsere Zusammenarbeit mit den Internisten und der Grundlagenforschung ist.

Erschienene Bände:

1 Resuscitation Controversial Aspects. Chairman and Editor: Peter Safar. DM 10,–

2 Hypnosis in Anaesthesiology. Chairman and Editor: Jean Lassner. DM 8,50

3 Schock und Plasmaexpander. Herausgegeben von K. Horatz und R. Frey. Vergriffen

4 Die intravenöse Kurznarkose mit dem neuen Phenoxyessigsäurederivat Propanidid (Epontol®). Herausgegeben von K. Horatz, R. Frey und M. Zindler. DM 21,–

5 Infusionsprobleme in der Chirurgie. Unter dem Vorsitz von M. Allgöwer. Leiter und Herausgeber: U. F. Gruber. DM 7,20

6 Parenterale Ernährung. Herausgegeben von K. Lang, R. Frey und M. Halmágyi. DM 19,60

7 Grundlagen und Ergebnisse der Venendruckmessung zur Prüfung des zirkulierenden Blutvolumens. Von V. Feurstein. DM 9,60

8 Third World Congress of Anaesthesiology. DM 24,–

9 Die Neuroleptanalgesie. Herausgegeben von W. F. Henschel. DM 36,–

10 Auswirkungen der Atemmechanik auf den Kreislauf. Von R. Schorer. DM 14,–

11 Der Elektrolytstoffwechsel von Hirngewebe und seine Beeinflussung durch Narkotica. Von W. Klaus. DM 19,80

12 Sauerstoffversorgung und Säure-Basenhaushalt in tiefer Hypothermie. Von P. Lundsgaard-Hansen. DM 18,–

13 Infusionstherapie. Herausgegeben von K. Lang, R. Frey und M. Halmágyi. DM 39,60

14 Die Technik der Lokalanaesthesie. Von H. Nolte. DM 6,–

15 Anaesthesie und Notfallmedizin. Herausgegeben von K. Hutschenreuter. DM 48,–

16 Anaesthesiologische Probleme in der HNO-Heilkunde und Kieferchirurgie. Herausgegeben von K. Horatz und H. Kreuscher. DM 9,60

17 Probleme der Intensivbehandlung. Herausgegeben von K. Horatz und R. Frey. DM 19,80

18 Fortschritte der Neuroleptanalgesie. Herausgegeben von M. Gemperle. DM 19,80

19 Örtliche Betäubung: Plexus brachialis. Von Sir Robert R. Macintosh und W. W. Mushin. DM 12,–

20 Anaesthesie in der Gefäß- und Herzchirurgie. Herausgegeben von O. H. Just und M. Zindler. DM 39,60

21 Die Hirndurchblutung unter Neuroleptanaesthesie. Von H. Kreuscher. DM 19,80

22 Ateminsuffizienz. Von H. L'Allemand. DM 22,–

23 Die Geschichte der chirurgischen Anaesthesie. Von Thomas E. Keys. DM 48,–

24 Ventilation und Atemmechanik bei Säuglingen und Kleinkindern unter Narkosebedingungen. Von J. Wawersik. DM 32,–

25 Morphinartige Analgetika und ihre Antagonisten. Von Francis F. Foldes, Mark Swerdlow, und Ephraim S. Siker. DM 68,–

26 Örtliche Betäubung: Kopf und Hals. Von Sir Robert R. Macintosh und M. Ostlere. DM 42,–

27 Langzeitbeatmung. Von Ch. Lehmann. DM 24,–

Erschienene Bände (Fortsetzung):

28 Die Wiederbelebung der Atmung. Von H. Nolte. DM 8,–

29 Kontrolle der Ventilation in der Neugeborenen- und Säuglingsanaesthesie. Von U. Henneberg. DM 19,80

30 Hypoxie. Herausgegeben von R. Frey, K. Lang, M. Halmágyi und G. Thews. DM 48,–

31 Kohlenhydrate. Herausgegeben von K. Lang, R. Frey und M. Halmágyi. DM 18,–

32 Örtliche Betäubung: Abdominal-Chirurgie. Von Sir Robert R. Macintosh und R. Bryce-Smith. DM 38,–

33 Planung, Organisation und Einrichtung von Intensivbehandlungseinheiten am Krankenhaus. Herausgegeben von H. W. Opderbecke. DM 34,–

34 Venendruckmessung. Herausgegeben von M. Allgöwer, R. Frey und M. Halmágyi. DM 24,–

35 Die Störungen des Säure-Basen-Haushaltes. Herausgegeben von V. Feurstein. DM 38,–

36 Anaesthesie und Nierenfunktion. Herausgegeben von V. Feurstein. DM 36,–

38 Respiratorbeatmung und Oberflächenspannung in der Lunge. Von H. Benzer. DM 16,–

In Vorbereitung:

39 Die nasotracheale Intubation. Von M. Körner

40 Ketamine. Herausgegeben von H. Kreuscher

41 Über das Verhalten von Ventilation, Gasaustausch und Kreislauf bei Patienten mit normalem und gestörtem Gasaustausch unter künstlicher Totraumvergrößerung. Von O. Giebel

42 Der Narkoseapparat. Von P. Schreiber

43 Die Klinik des Wundstarrkrampfes im Lichte neuzeitlicher Behandlungsmethoden. Von K. Eyrich